Eduardo Casalins

Deliciosas recetas para

Diabéticos

EDICIONES Lea

La información contenida en este libro tiene el propósito de ayudar al lector a tomar decisiones bien informado acerca de su salud, pero no tiene la intención de sustituir la atención médica, ni debe utilizarse para automedicarse.
Si usted cree que tiene algún problema de salud, debe buscar consejo médico profesional lo antes posible.

Deliciosas recetas para Diabéticos
es editado por
EDICIONES LEA S.A.
Av. Dorrego 330 C1414CJQ
Ciudad de Buenos Aires, Argentina.
E-mail: info@edicioneslea.com
web: www.edicioneslea.com

ISBN 978-987-634-389-3

Queda hecho el depósito que establece la Ley 11.723.

Segunda edición, 3000 ejemplares.
Impreso en Argentina.
Esta edición se terminó de imprimir en
septiembre de 2011 en Printing Books.

Casalins, Eduardo
Deliciosas recetas para diabéticos. - 2a ed. - Buenos Aires : Ediciones Lea, 2011.
80 p. ; 23x15 cm.

ISBN 978-987-634-389-3

1. Nutrición. 2. Cocina para Diabéticos. 3. Libros de Recetas. I. Título
CDD 613.2

Sumario

Introducción

La *diabetes mellitus* es una enfermedad o grupo de ellas (ya que las hay de diversos tipos) consistente en un trastorno metabólico que se evidencia en el *aumento de la glucosa (azúcar) en la sangre.* Debido a una carencia total o parcial de una hormona denominada *insulina* o a que esta no cumple adecuadamente su función, las azúcares se acumulan en la sangre en lugar de entrar a las células para ser utilizadas como fuente de energía, y se produce la *hiperglucemia*, esto es, el aumento de glucosa al que aludíamos líneas más arriba.

Se trata de una dolencia crónica, que una vez comenzada dura toda la vida y que afecta a diferentes órganos. Sin embargo, si se siguen ciertas reglas se pueden minimizar sus efectos negativos y obtener una mejor calidad de vida. Y entre las principales reglas a seguir se encuentra el *régimen alimentario* que debe ser, a grandes rasgos, *equilibrado en lo que a glúcidos o hidratos de carbono se refiere.*

A continuación ofrecemos datos e información acerca de esta enfermedad y, luego, especificamos recomendaciones dietéticas y de otra índole para que el diabético viva una existencia plena y de calidad.

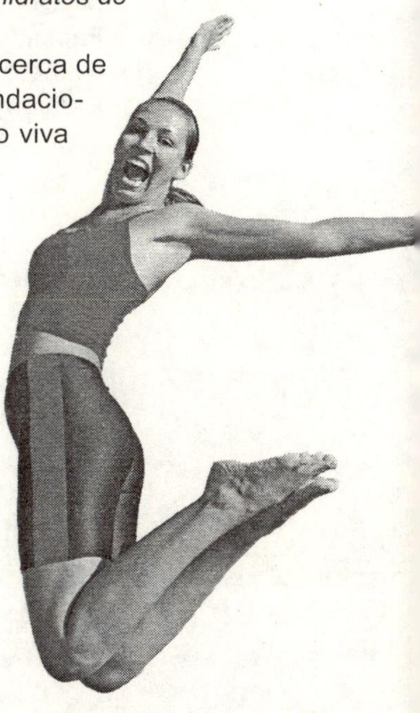

Conociendo la diabetes

¿A quiénes afecta? Los dos principales tipos de diabetes

La diabetes de tipo I o *autoinmune* se presenta mayormente en niños y jóvenes, aunque puede aparecer en cualquier momento de la vida. En ella, la producción de insulina es nula y, por eso, quienes la padecen son insulinodependientes, debiéndose suministrar de forma externa esta hormona que el cuerpo no produce.

La diabetes de tipo II afecta a las personas adultas (de hecho, se conoce también como *del adulto)* y consiste en un déficit en la producción de insulina. Lo usual es que se desarrolle en etapas avanzadas de la vida. Es el tipo más común y usual de diabetes.

Existe un tercer tipo, que es la denominada *gestacional*. En ella se incrementan los niveles de glucemia durante el embarazo en una mujer que no es diabética y vuelven a sus valores normales luego del parto, aunque en algunas ocasiones persiste. Por lo tanto, durante la gestación se debe hacer una dieta para diabéticos, la que se abandonará una vez nacido el niño y vuelta la glucemia a valores normales. Sin embargo, es bueno tener en cuenta que las mujeres que padecen o han padecido este tipo de diabetes tienen riesgo de padecer diabetes II y enfermedades cardiovasculares cuando lleguen a una edad avanzada.

¿Cuáles son sus síntomas?

Los niveles altos de glucosa pueden causar síntomas diversos. Sin embargo, lo más usuales y que deben generar un estado de alerta, son los siguientes:

- Sed excesiva.
- Micción frecuente.
- Fatiga.
- Hambre.
- Pérdida de peso.
- Visión borrosa.

Los pacientes con diabetes de tipo I suelen agregar a los síntomas mencionados náuseas y vómitos, desarrollan la enfermedad en un período muy corto y esta, con frecuencia, se diagnostica en una sala de urgencia.

La diabetes de tipo II, por el contrario, generalmente se desarrolla de manera muy progresiva y es por eso que algunas personas con niveles altos de glucemina carecen de síntomas.

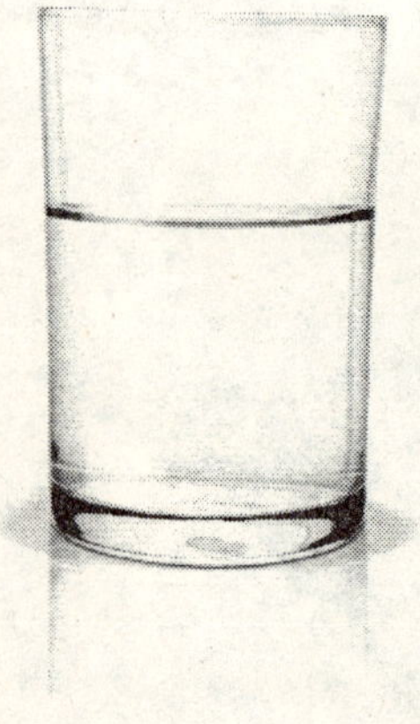

¿Cuál es la causa o el origen?

Cuando ingerimos alimentos que contienen glucosa o azúcar las células la metabolizan para convertirla en energía. Para ello, la absorben durante la digestión para que circule a través de la sangre y, finalmente, penetre en las células para ser utilizada. Ese proceso sólo puede tener lugar por la acción de una hormona: la insulina, que es secretada por el páncreas. Cuando ese órgano no produce insulina o lo hace de manera ineficiente se dificulta la entrada de glucosa en las células y esta queda en la sangre, produciendo la *hiperglucemia* ya mencionada.

En el caso de la diabetes de tipo I se desconoce la causa exacta de su aparición, pero la genética, los virus y los problemas autoinmunitarios parecen jugar un papel importante.

En cuanto a la diabetes de tipo II, se la asocia a la obesidad, la vida sedentaria, los niveles altos de colesterol, ciertos problemas cardíacos y el desgaste que el cuerpo va sufriendo con el paso de los años.

¿Puede producir complicaciones?

Definitivamente, sí. Esa hiperglucemia prolongada o crónica tiene un efecto sumamente nocivo que deteriora órganos y sistemas del organismo y que puede llevar al coma o a la misma muerte.

Entre las complicaciones más graves se encuentran la ceguera, la insuficiencia renal, los problemas cardíacos y la amputación de extremidades.

¿Cómo se diagnostica?

Se puede realizar una prueba de orina para buscar glucosa y cetonas, pero aún su hallazgo no resulta definitivo para diagnosticar la presencia de diabetes. Una de las pruebas diagnósticas más fiables es el análisis de sangre de glucemia en ayunas. Si en dos oportunidades los valores resultan superiores a 126 mg/dl, entonces se diagnostica diabetes.

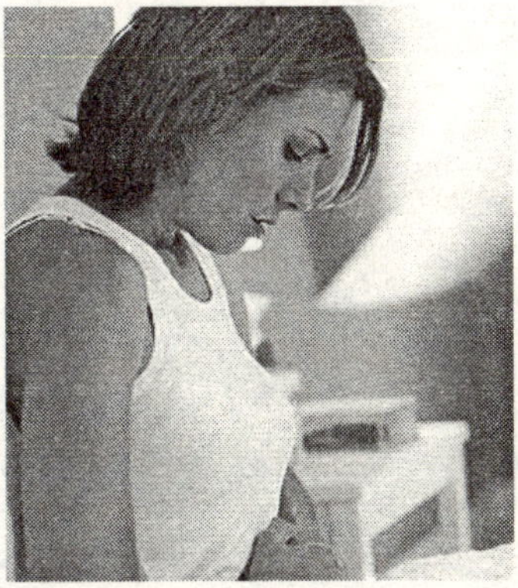

Viviendo con diabetes

¿Cómo se trata la diabetes?

La diabetes, al menos por el momento, no tiene cura y se debe vivir con ella de la mejor manera posible. El tratamiento, que deberá ser

Breve historia de la diabetes

La diabetes mellitus ya era conocida antes de la era cristiana. Papiros egipcios y otros documentos de antiguas civilizaciones relatan sintomatologías que se corresponden muy bien con esta enfermedad. Galeno, el padre de la medicina, también se refirió a ella. Su nombre, *diabetes*, proviene del idioma griego, fue acuñado hacia el siglo I y significa "correr a través", ya que hace alusión a la frecuente orina de los diabéticos, la cual parece ser fruto de que los líquidos ingeridos corren por el organismo sin poder detenerse en él. El término *mellitus*, por su parte, también deriva del griego (*mel:* "miel") y fue agregado recién en el siglo XVII cuando un investigador notó que la orina de un paciente aquejado por este mal tenía un sabor dulzón. Buscando causas y curas fue recién en la primera mitad del siglo XX que se consiguió aislar la insulina y demostrar su efecto hipoglucemiante, lo cual supuso una de las más importantes conquistas médicas de la centuria y abrió nuevas perspectivas para la vida de los pacientes diabéticos. Hacia comienzos del siglo XXI se estimaba en 171 millones la población mundial de diabéticos.

de por vida, tiene como objetivos prolongar la misma, reducir los síntomas y prevenir las posibles complicaciones.

La fórmula del tratamiento de la diabetes es:

Dieta + ejercicio físico + medicación
(en caso de ser necesaria)

Además, deben controlarse periódicamente la presión arterial y los niveles de colesterol en sangre, así como también que el peso no exceda los parámetros indicados por el médico.

En el caso de las diabetes de tipo I, al no producir el cuerpo su propia insulina, quienes la padecen necesitan de una a cuatro inyecciones de esta hormona diariamente. Algunas personas usan una bomba de insulina que se lleva permanentemente y que libera un flujo estable de esta sustancia a lo largo de todo el día. Otras, pueden usar insulina inhalada.

En el caso de la diabetes de tipo II se suelen obtener respuestas muy buenas con dieta, ejercicio físico y medicamentos por vía oral que se utilizan para reducir el nivel de glucosa en la sangre.

El cuidado de los pies también es fundamental en las personas diabéticas, ya que tienen mayor probabilidad de sufrir problemas en esa zona. Ello se debe a que una alta concentración de azúcar en sangre provoca daño en los nervios y vasos sanguíneos y disminuye la capacidad del cuerpo para combatir infecciones. Por ello, es importante que un diabético revise y cuide diariamente sus pies para hallar posibles lesiones antes de que estas se infecten.

Además, es posible que el médico tratante solicite al paciente que verifique por sí mismo y en su domicilio sus niveles de glucemia. Para hacerlo, existen múltiples dispositivos disponibles que utilizan una gota de sangre. Este automonitoreo le permite saber al enfermo qué tan bien está funcionando la dieta, el ejercicio y la posible medicación, y resulta de suma ayuda para que el médico pueda prevenir complicaciones.

¿Puede prevenirse la diabetes?

Actualmente no existe manera de prevenir la diabetes I. En el caso del tipo II mantener un peso corporal ideal y un estilo de vida activo parecen ser buenos preventivos.

¿Por qué la dieta es tan importante?

Porque se debe evitar la hiperglucemia y la mejor manera de hacerlo es no ingiriendo excesivos glúcidos, también conocidos como carbohidratos o hidratos de carbono. Una persona que no sufre diabetes puede "bombardear" su organismo con una dosis alta de carbohidratos comiendo, por ejemplo, un helado de chocolate, un paquete de caramelos o media docena de facturas. En cambio, un diabético debe evitar a toda costa esas ingestas que le producirían una hiperglucemia y basar su dieta en alimentos con un índice glucémico bajo, de forma tal que le den energía constante, pero evitando los "picos" de glucemia.

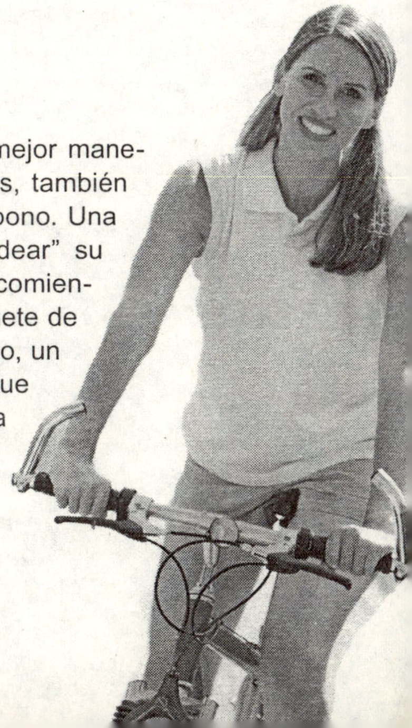

Igualmente, algo debe quedar muy claro: *un diabético debe trabajar estrechamente con su médico para saber cuál es su dieta adecuada, la que puede diferir de la de algún otro diabético.*

¿Qué son y dónde se encuentran los carbohidratos cuya ingesta un diabético debe controlar?

Los carbohidratos, hidratos de carbono o glúcidos, son un tipo de nutriente contenido en los alimentos que, junto a las grasas o lípidos, le aportan al organismo la energía necesaria para que pueda funcionar de manera eficiente y saludable. Están constituidos por moléculas que, al entrar en combinación con el oxígeno llevado por la sangre, desprenden energía.

Se dividen en dos grandes grupos: complejos y simples, que podrían asimilarse de manera general a los conceptos de harinas y azúcares.

Los carbohidratos complejos suponen un mayor trabajo para el cuerpo debido a que el organismo debe romperlos para transformarlos en simples. Eso es lo que hace, precisamente, que sean una fuente de energía lenta y a largo plazo.

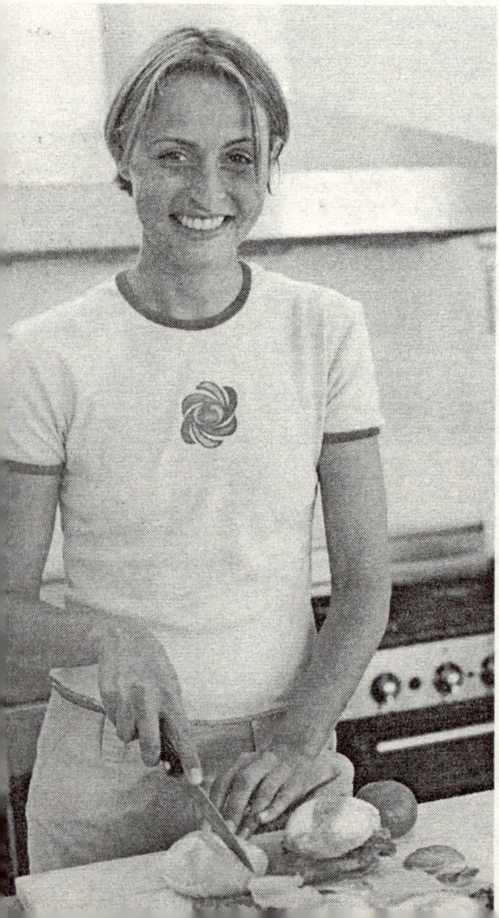

Por el contrario, los carbohidratos simples ya se presentan reducidos a su forma más elemental o básica, con lo que el organismo no debe tomarse el trabajo de romperlos. Como consecuencia de ello, suponen una fuente de energía más rápida pero también de menor duración.

¿Qué es el índice glucémico?

Es un sistema de clasificación de los carbohidratos basado en los efectos de estos sobre los niveles de glucosa en sangre. Esto es, cuanto más alto sea el IG de un alimento, más elevará los niveles de glucosa de la sangre.

Usualmente, se divide a los alimentos en tres grupos de acuerdo a su IG.

Alimentos con IG bajo

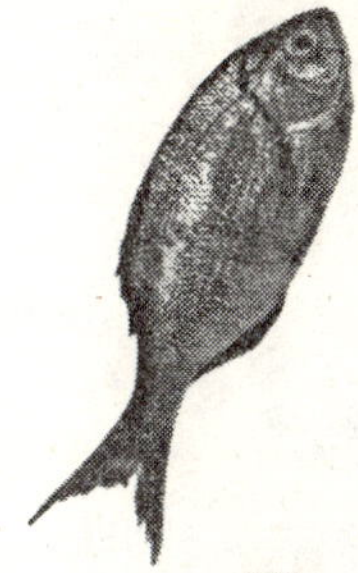

Tienen un índice glucémico menor a 39.

Deben constituir el pilar de la alimentación del diabético, son la base de las preparaciones de nuestro recetario y aparecen en la lista que ofrecemos como “Alimentos aconsejados”.

Este grupo se compone, básicamente, de frutas y verduras en general, carnes magras, lácteos descremados, semillas y grasas vegetales, como los diversos aceites.

Alimentos con IG medio

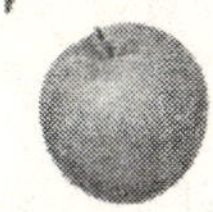

Tienen un índice glucémico de entre 40 y 60.

Su consumo no se encuentra prohibido en el caso de los diabéticos, pero debe hacerse de acuerdo a las indicaciones del médico o nutricionista a cargo, o bien de forma ocasional y nunca en grandes cantidades. En la lista que ofrecemos se encuentran mencionados como “Alimentos permitidos”.

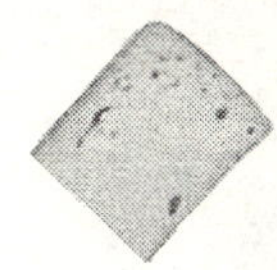

En este grupo predominan algunas frutas y verduras con un contenido de azúcar especialmente alto, cereales integrales y sus derivados, legumbres, y carnes no muy magras, pero tampoco excesivamente grasas.

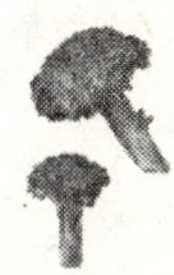

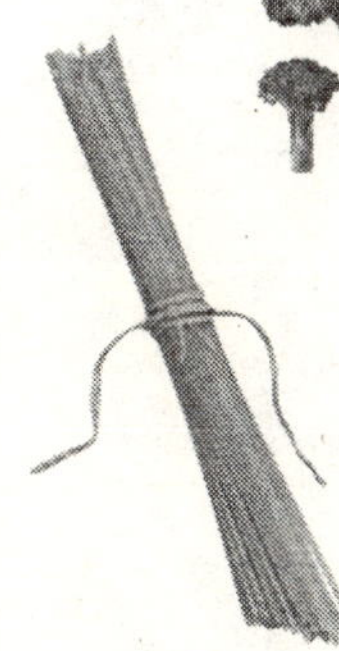

Alimentos con IG alto

Son aquellos cuyo índice glucémico es superior a 60, pudiendo llegar a superar los 100, como es el caso de la cerveza y el jarabe de maíz.

Su consumo se encuentra prácticamente prohibido para quienes sufren de diabetes y aparecen en la lista bajo el rótulo “Alimentos desaconsejados”.

Este grupo está compuesto básicamente por dulces y farináceos realizados con harina blanca o refinada. También se encuentran allí verduras feculosas, y carnes y lácteos grasosos, estos dos últimos no por un IG alto, sino por resultar también inconvenientes para los diabéticos debido a su alto contenido de lípidos.

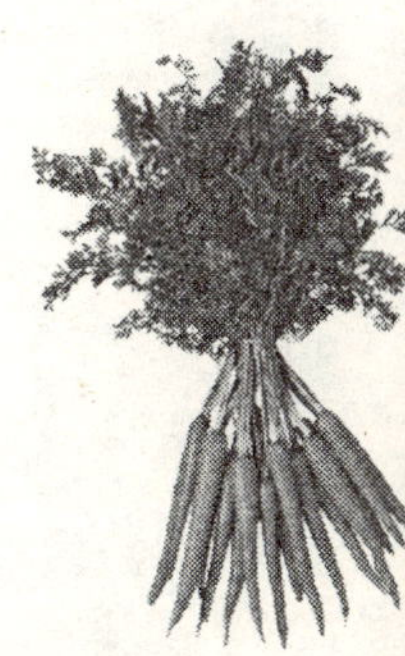

Alimentos aconsejados

- Verduras: acelga, ajo, alcaucil, apio, berenjena, berro, brócoli, brotes (de soja, de bambú, de alfalfa, etc.), cebolla, coliflor, chaucha, echalote, endibia, espárrago, espinaca, hinojo, hongos, lechugas (mantecosa, morada, criolla, etc.), morrón, nabo crudo, palmito, pepino, puerro, remolacha cruda, repollito de Bruselas, repollos (blanco, colorado,etc.), rábano, radicheta, rúcula, tomate, zanahoria cruda y zapallito.

- Frutas frescas (ni disecadas ni en almíbar): ananá, arándano, cereza, ciruela, damasco, durazno, higo, frambuesa, frutilla, granada, mandarina, manzana, melón, membrillo, mora, naranja, palta, pera, pomelo, sandía y compota de todas las frutas mencionadas, sin miel ni azúcar.

- Carnes: de ternera magra, de pollo magra y sin piel, y pescado.

- Frutos de mar: camarón, cangrejo, centolla y langostino.

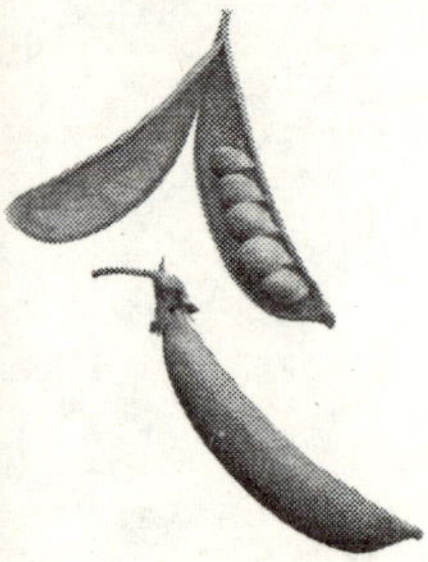

- Frutas secas: almendra, avellana, castaña de cajú, maní, nuez, piñón y pistacho.

- Lácteos bajos en grasas: leche descremada, yogur light o descremado sin azúcar, mozzarella, ricotta, queso blanco descremado, queso mascarpone, queso port-salut descremado y queso feta.

- Semillas: de amapola, de girasol, de lino, de sésamo y de zapallo.

- Harinas: de algarroba, de garbanzo y de soja.

- Aceites: de canola, de girasol, de maíz, de oliva, de soja y de uva.

- Condimentos: ají molido, canela, chiles (ajíes picantes), hierbas finas, tanto frescas como secas (albahaca, estragón, orégano, tomillo, etc.), jengibre (tanto fresco como seco), jugo de limón natural no industrializado, menta (tanto fresca como seca), mostaza (en grano o polvo, no la salsa industrializada), nuez moscada, pesto, pimienta, salsa de tomate sin azúcar y vinagre.

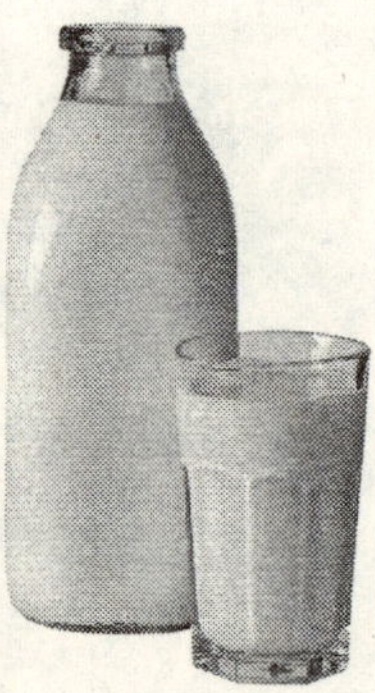

- Otros alimentos: aceitunas (verdes y negras), cacao en polvo sin azúcar, chucrut, huevo, jugo de tomate sin azúcar, levadura, salvado (de trigo y de avena), tofu (queso de soja) y yogur de soja.

- Bebidas: agua con y sin gas, caldos desgrasados, leche de soja, infusiones (té, manzanilla, boldo, cedrón, etc.) endulzadas con edulcorantes, jugos naturales de las frutas permitidas y licuados y batidos de las frutas preparados con agua, jugos de frutas y lácteos descremados y siempre endulzados con edulcorante.

Alimentos permitidos

- Verduras: batata, calabaza y zanahoria cocida.

- Frutas: castaña, ciruelas disecadas o pasas, coco, damascos disecados, higos secos, kiwi fresco, mango fresco y uvas frescas.

- Carnes: magra de cerdo y fiambres magros (jamón crudo sin grasa y lomito).

- Frutos de mar: kani kama.

- Lácteos: postres lácteos caseros elaborados con edulcorante.

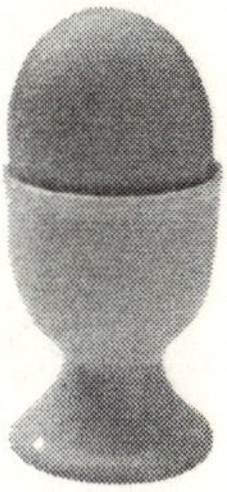

- Legumbres: arvejas, garbanzos, hummus (puré de garbanzos), lentejas y porotos (aduki, blanco, colorado, de soja, manteca, mung, negro y tape).

- Cereales y derivados: arroz integral y salvaje (negro), avena arrollada, bollos para pizza de harina integral, cebada entera o integral, centeno integral, cous cous integral, fideos de harina de trigo integral, galletitas de harina integral sin azúcar, granola sin miel ni azúcar, harina de trigo integral, masa de tartas y de empanadas con harina de trigo integral, pan de harina integral sin azúcar, sémola de trigo integral y trigo burgol integral.

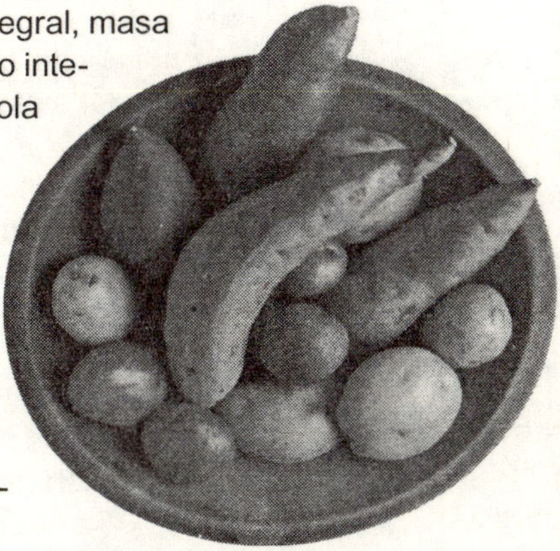

- Otros alimentos: all bran, barritas de cereal sin azúcar, chocolate para diabéticos, manteca de maní, mermeladas light o diet especiales para diabéticos, pepinillos dulces y postres comerciales 0 azúcar.

- Bebidas: leche de coco, café y bebidas gaseosas light.

Alimentos desaconsejados

- Verduras: choclo, papas (fritas, al horno o al natural) y remolacha cocida.

- Frutas: abrillantada y confitada, banana fresca, dátil, en lata con almíbar (durazno, peras, ananá, ensalada de fruta) y pasas de uva.

- Carnes: grasas (ya sea manifiesta u oculta), fiambres (salchichón, salame, etc.), embutidos (chorizo, morcilla, etc.) y achuras.

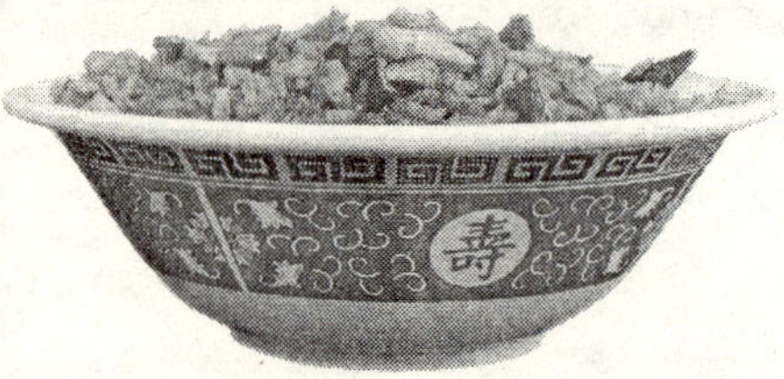

- Lácteos: leche entera, manteca, crema de leche y quesos duros y semiduros con alto contenido de grasas: reggianito, gruyere, fontina, roquefort, etc.

- Cereales y derivados: arroz blanco, bizcochuelo, cebada perlada, cereales refinados en general, copos de cereales (trigo, arroz y maíz), cous cous de trigo refinado, facturas, fécula de maíz, granola con miel o azúcar, harina blanca de trigo, harina de arroz blanco, masa de tartas y de empanadas con harina de trigo blanco o refinado, masas finas o secas, mijo, ñoquis, polenta, pan blanco, pastas de harina blanca (fideos, ravioles, etc.), pizza, sémola de trigo, tortas, trigo burgol y tutuca.

- Aceites: margarina.

- Condimentos: aceto balsámico, ketchup, mayonesa industrializada, salsa de mostaza, salsa de soja y salsa inglesa.

- Otros alimentos: azúcar (blanca, rubia o morena), dulce de batata, dulce de leche, dulce de membrillo, gelatina de fruta con azúcar, glucosa, golosinas en general, helados, mermelada, miel, pochoclo y sushi.

- Bebidas: bebidas alcohólicas (y muy especialmente la cerveza) gaseosas, jaleas, jugos industrializados y licuados realizados con azúcar o leche entera.

¿Cuántas comidas diarias debe ingerir un diabético?

Lo recomendable para alguien que sufre de diabetes es descartar las cuatro comidas diarias tradicionales y, en su lugar, implementar lo que se denomina *alimentación fraccionada,* lo cual implica 5, 6 o, incluso, más ingestas diarias de porciones pequeñas en lugar de las 3 o 4 grandes. De esta forma, se logra más estabilidad en los niveles de glucemia, y se está más a cubierto de la hiperglucemia e hipoglucemia, ya que a menor volumen por ingesta, mayor control.

¿Existen otras recomendaciones para la dieta de un diabético?

Sí y son las siguientes:

- Todo diabético debe tener una dieta individualizada, equilibrada y variada. Para ello, se debe consultar al médico tratante o al nutricionista a cargo quien indicará el régimen de comidas a seguir de acuerdo a parámetros tales como la edad, el sexo y la presencia o no de colesterol alto o hipertensión arterial.

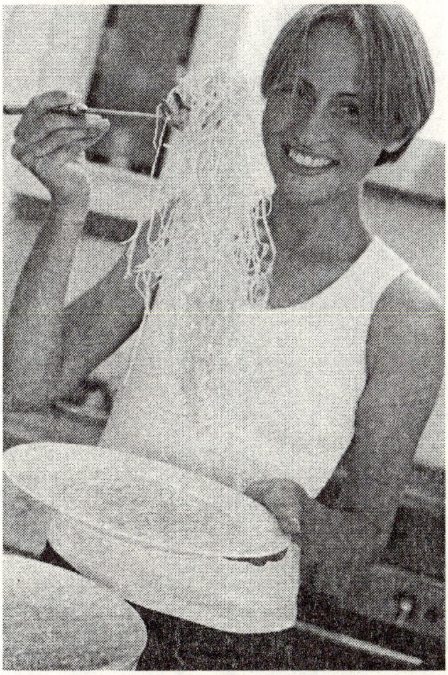

- Las comidas de un día para el otro deben tener una composición constante –especialmente en quienes sufren diabetes de tipo I– en relación a la distribución de los alimentos ricos en carbohidratos.

- Se recomienda, además, que las personas con diabetes de tipo I coman más o menos a la misma hora todos los días y que no salteen ninguna ingesta, de forma tal de evitar las bajas de glucemia.

- La recomendación principal para quienes sufren del tipo II es seguir una dieta bien balanceada y baja en grasas.

- A los alimentos ricos en hidratos de carbono siempre es conveniente tomarlos con fibras (vegetales y frutas) y/o proteínas (huevos y carnes) de forma tal de reducir su velocidad de absorción y no provocar picos de hiperglucemia.

- Debe reducirse al mínimo la ingesta de grasa, especialmente la saturada, cuyo consumo diario no debe superar el 7% de las calorías diarias consumidas.

- La ingesta de proteínas se debe mantener en el rango del 15 al 20% de las calorías totales.

¿Por qué el ejercicio físico es uno de los tres pilares del tratamiento de la diabetes?

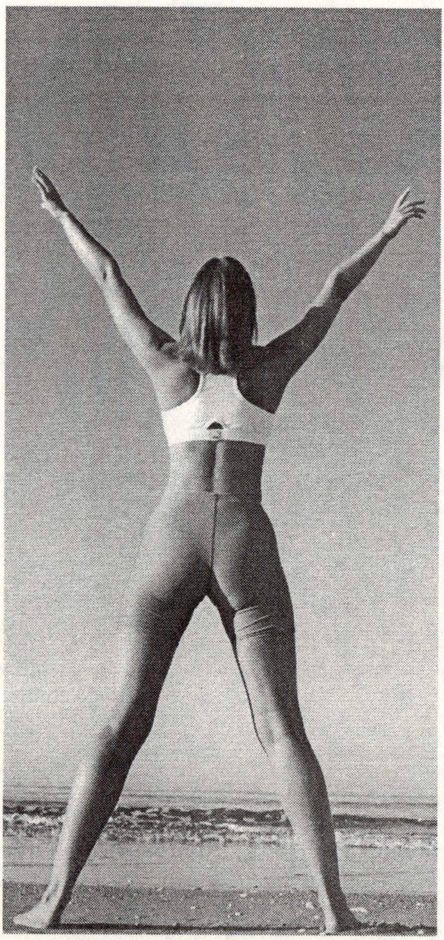

Porque ayuda a controlar el nivel de azúcar en sangre, a perder peso y a mantener la presión arterial dentro de valores adecuados y saludables. Los diabéticos que hacen ejercicio de manera regular tienen menos probabilidades de experimentar un accidente cerebrovascular o un ataque cardíaco que aquellos que no lo hacen. Aun así, todo programa de ejercicio o modificación del mismo, debe se aprobado por el médico tratante antes de ser puesto en práctica.

Asociaciones de ayuda al diabético

Sociedad Argentina de Diabetes
Paraguay 1307, 8º 74, C.A.B.A.
(54-11) 4816-2838 y 4815-1379
sad@diabetes.org.ar
www.diabetes.org.ar

Federación Argentina de Diabetes
www.fad.org.ar
presidenciafad@gmail.com
ADIBA (Asociación de diabéticos de Buenos Aires)
www.adiba.sion.com adiba-alta@elistas.net

Nuestro recetario

Está compuesto casi exclusivamente por alimentos aconsejados para diabéticos y, en muy contadas ocasiones, con una pequeña cantidad de alimentos permitidos. Aquellos que son desaconsejados no aparecen en ninguna de las recetas.

Sopas

1. Sopa crema de pepinos al curry

INGREDIENTES:

½ kg de pepinos cortados en rodajas.
1 cebolla picada.
Blanco de 2 puerros cortados en rodajas.
1 cucharadita de curry en polvo.
1 vaso de leche descremada.
Pimienta recién molida a gusto.
Sal a gusto.
Ciboulette picada para decorar.

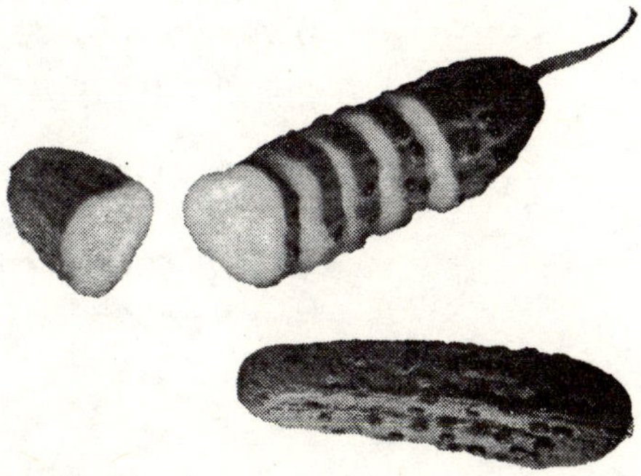

PASOS A SEGUIR:

1) Coloque en una cacerola los pepinos, la cebolla, el puerro, el curry y la sal.
2) Tape bien y cocine durante 30 minutos. Si hiciera falta, agregue un poco de agua a la cocción.
3) Procese los ingredientes ya cocidos.
4) Vuelva a colocar la preparación al fuego, agréguele la leche y hierva durante 5 minutos más.
5) Coloque en tazones y sirva decorado con la pimienta recién molida y la ciboulette.

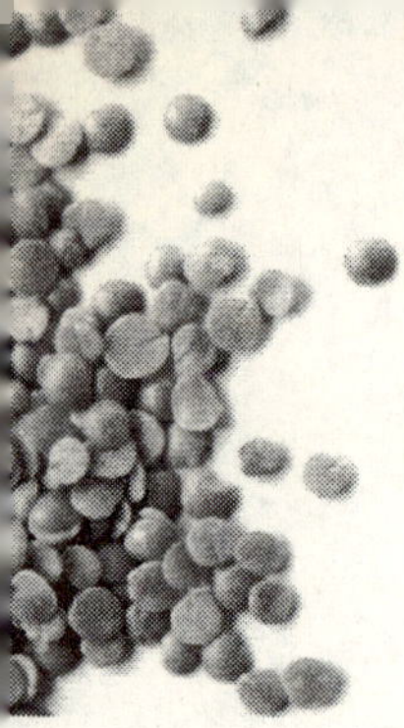

2. Sopa de vegetales con lentejas

INGREDIENTES:

1 litro de caldo desgrasado.
1 atado de espinacas cortadas en juliana.
1 taza de repollo blanco cortado en juliana.
1 puerro cortado en rodajas.
1 cebolla picada.
1 diente de ajo picado.
1 pocillo de lentejas cocidas
4 cucharadas de queso blanco descremado.
Sal a gusto.
1 cucharada de salvado de trigo por plato.

PASOS A SEGUIR:

1) Coloque el caldo en una cacerola y agréguele las lentejas, la cebolla, el ajo, el repollo y el puerro. Sale.

2) Cocine y, cuando rompa el hervor, baje el fuego y déjelo 5 minutos más.

3) Añada el queso blanco, revuelva bien y continúe la cocción 2 minutos más.

4) Apague el fuego, agregue las espinacas y tape.

5) Sirva bien caliente, con una cucharada de salvado de trigo espolvoreada sobre cada plato.

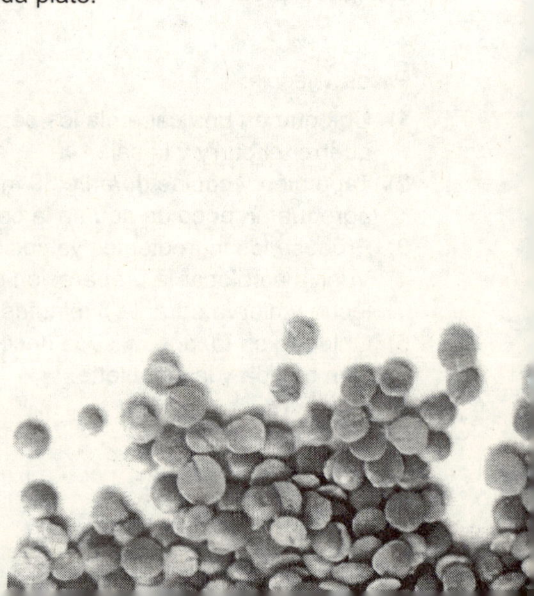

3. Sopa de repollos

INGREDIENTES:

1 litro de caldo desgrasado.
1 taza de repollo colorado cortado en juliana muy fina.
1 taza de repollo blanco cortado en juliana muy fina.
1 cebolla picada.
2 cucharadas de aceite de girasol.
Sal a gusto.

PASOS A SEGUIR:

1) Rehogue la cebolla hasta que transparente.

2) Agregue el caldo, el repollo colorado, el repollo blanco y sale.

3) Hierva a fuego bien bajo hasta que el repollo quede tierno.

4) Sirva bien caliente.

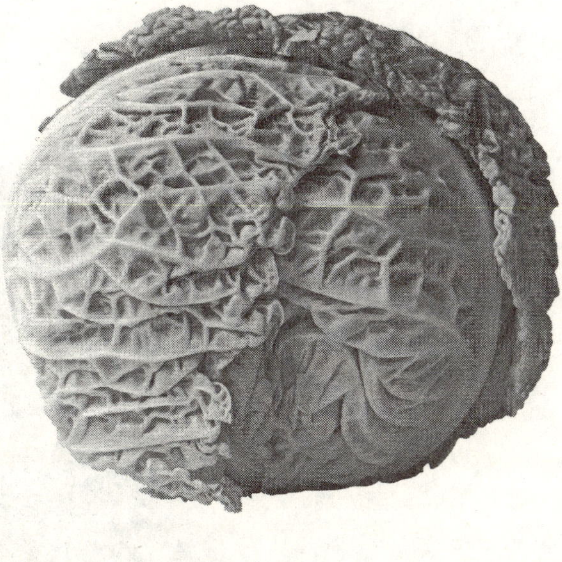

4. Sopa cremosa de espárragos

INGREDIENTES:

1 litro de caldo desgrasado.
Puntas de 2 atados de espárragos cocidas al vapor o hervidas.
1 cucharada de aceite de oliva.
4 cucharadas de queso blanco descremado.
Sal a gusto.

PASOS A SEGUIR:

1) Licue todos los ingredientes hasta obtener una preparación homogénea.

2) Sirva bien caliente.

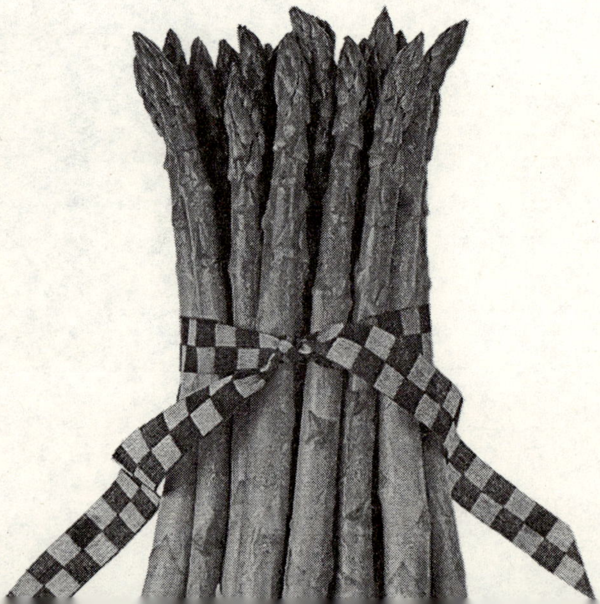

5. Sopa de cebollas y huevo

INGREDIENTES:

1 litro de caldo desgrasado.
1 cebolla blanca cortada en juliana
1 cebolla colorada cortada en juliana.
2 cebollas de verdeo cortadas en rodajas.
2 cucharadas de aceite de girasol.
1 huevo.
Sal a gusto.

PASOS A SEGUIR:

1) Rehogue las cebollas y, cuando apenas comiencen a dorarse, agréguele el caldo. Sale.

2) Cocine a fuego bajo unos 20 minutos.

3) Por último, bata el huevo y échelo poco a poco.

4) Sirva bien caliente.

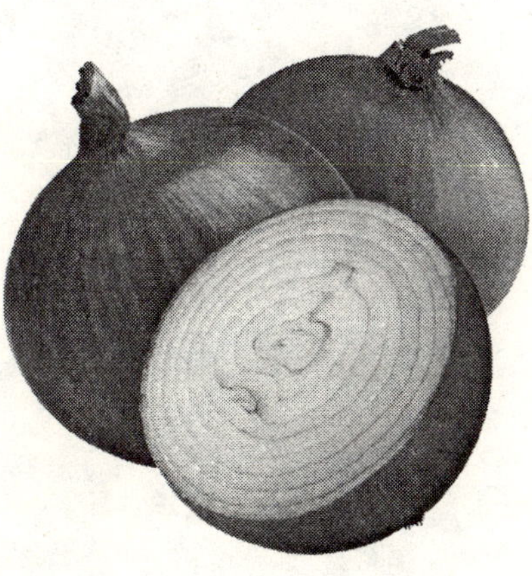

6. Sopa de puerros y mozzarella

Ingredientes:

1 litro de caldo desgrasado.
6 blancos de puerro cortados en rodajas.
2 cucharadas de aceite de girasol.
1 cucharada de mozzarella rallada por porción.
1 cucharadita de tomillo seco por porción.
Sal a gusto.

Pasos a seguir:

1) Rehogue los puerros hasta que comiencen a dorarse, agréguele el caldo y sale.

2) Cocine a fuego bajo durante 20 minutos.

3) Coloque una cucharada de mozzarella rallada en el fondo de cada tazón o plato y derrame sobre ella la sopa bien caliente.

4) Finalice espolvoreando con una cucharadita de tomillo.

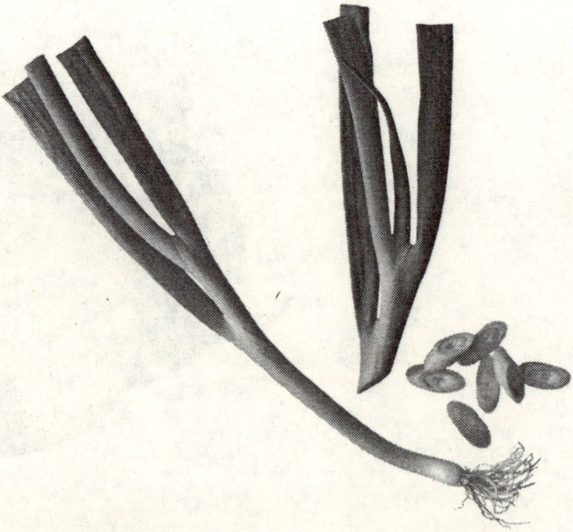

7. Tomates a los dos quesos con hierbas

INGREDIENTES:

4 tomates redondos grandes.
1 taza de queso port-salut descremado rallado.
4 cucharadas de ricota descremada.
1 huevo.
1 cucharada de salvado de trigo.
1 cucharadita de orégano seco.
1 cucharadita de salvia seca.
1 cucharadita de tomillo seco.
3 cucharadas de aceite de oliva.
Sal a gusto.

PASOS A SEGUIR:

1) Corte la parte superior de los tomates a modo de tapa. Extraiga la pulpa y la semillas y déjelos huecos.
2) Sale el interior y colóquelos con la abertura hacia abajo, de forma tal de que escurran el resto de jugo que pueda quedarles.
3) Mezcle el queso port-salut con la ricotta, el orégano, la salvia, el tomillo, el aceite de oliva, el huevo previamente batido, el salvado y la sal.
4) Rellene los tomates con la mezcla, colóquelos en un recipiente que pueda ir al horno, y hornéelos a fuego mediano durante ½ hora aproximadamente.
5) Se pueden servir fríos, tibios o calientes.

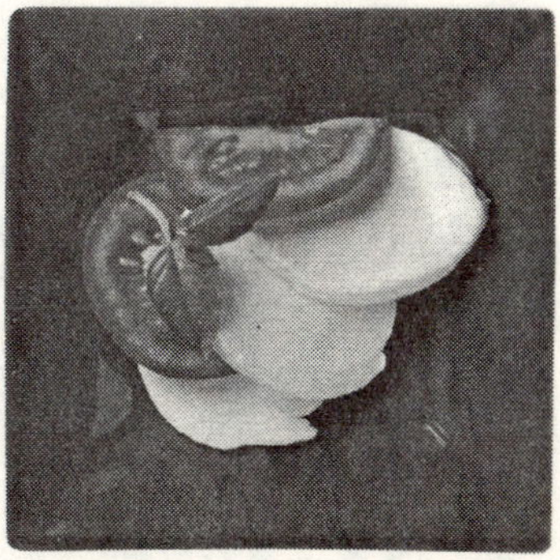

8. Tomates rellenos del mar

INGREDIENTES:

4 tomates redondos grandes.
½ kg de filet de merluza u otro pescado, hervido, colado y desmenuzado.
4 palmitos cortados en rodajas.
2 huevos duros picados.
4 cucharadas de queso blanco descremado.
Sal a gusto.

PASOS A SEGUIR:

1) Parta los tomates al medio y ahuéquelos.

2) Mezcle la merluza con el queso blanco y los huevos duros. Sale.

3) Incorpórele las rodajas de palmito y mezcle cuidadosamente para que no se rompan.

4) Rellene con la mezcla obtenida los tomates ahuecados, refrigere y sírvalos bien fríos.

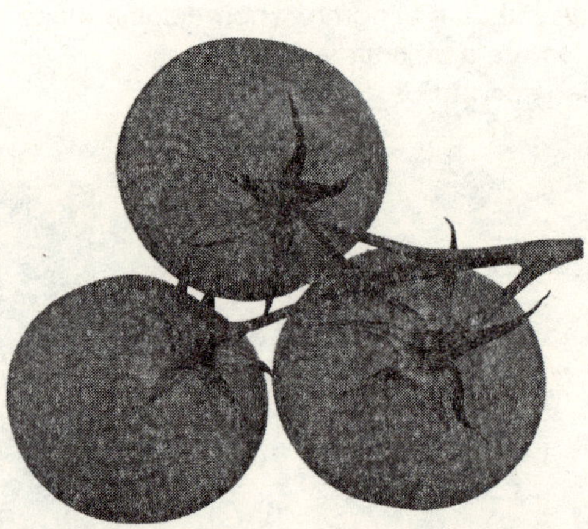

9. Tofu al curry

INGREDIENTES:

2 rodajas gruesas de tofu.
½ taza de leche de soja.
1 diente de ajo picado.
1 cucharadita de curry en polvo.
1 cucharada de aceite de girasol.
1 cucharada de ciboulette picada.
Sal a gusto.

PASOS A SEGUIR:

1) Vierta en un plato hondo la leche de soja, y agréguele el ajo y el curry. Mezcle bien.

2) Coloque allí el tofu y déjelo marinar en la mezcla durante ½ hora como mínimo.

3) Al cabo de ese tiempo, cuélelo.

4) Sálelo y sirva espolvoreado con la ciboulette.

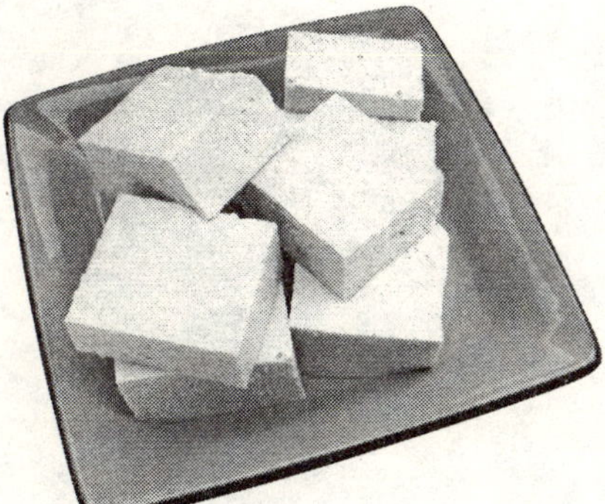

10. Salziki

INGREDIENTES:

2 pepinos pelados y rallados.
½ taza de yogur natural descremado.
2 cucharadas de aceite de oliva, preferentemente extra-virgen.
1 cucharadita de menta fresca picada.
Sal a gusto.

PASOS A SEGUIR:

1) Coloque los pepinos en un bol.

2) Aparte, bata el yogur con el aceite y la menta.

3) Vierta sobre el pepino la mezcla de yogur.

4) Sale a gusto.

5) Refrigere y consuma bien frío.

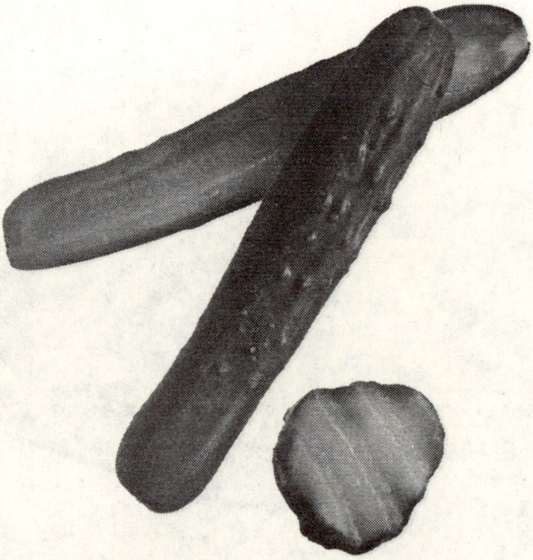

11. Timbal de salmón

INGREDIENTES:

1 taza de queso blanco descremado.
1 yogur natural descremado.
½ lata de puré de tomates.
2 tazas de carne de salmón cocida y desmenuzada.
4 cebollas de verdeo picadas.
2 cucharadas de perejil picado.
3 sobres de gelatina sin sabor.
1 taza de caldo desgrasado.
2 cucharadas de jugo de limón.
Sal a gusto.

PASOS A SEGUIR:

1) Procese el queso blanco, el yogur, el puré de tomates, el perejil, la cebolla de verdeo y el salmón. Sale.

2) Disuelva la gelatina en el caldo caliente y agregue a la preparaciòn anterior. Mezcle bien.

3) Coloque la preparación en un molde de budín inglés y refrigere un mínimo de 4 horas o hasta que esté firme.

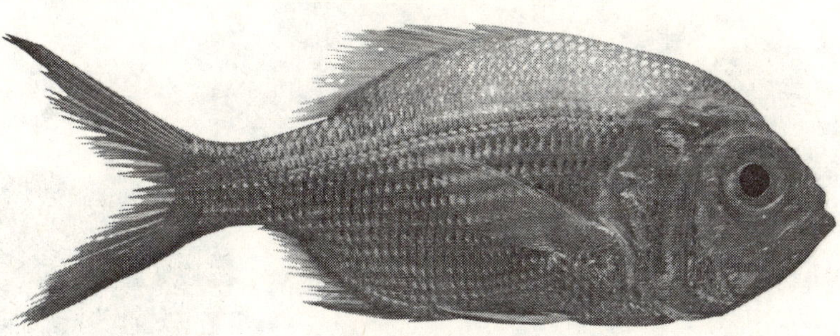

12. Terrina de vegetales

INGREDIENTES:

2 sobres de gelatina sin sabor.
1 taza de ricota descremada.
1 yogur natural descremado.
1 bandeja de champiñones frescos, fileteados y cocidos.
1 pepino pelado, sin semillas y cortado en cubos.
1 morrón rojo cocido y cortado en cubos.
2 cucharadas de jugo de limón.
Sal a gusto.

PASOS A SEGUIR:

1) Caliente un poco de agua y disuelva en ella la gelatina.

2) Mezcle la ricota, con el yogur, el jugo de limón, los champiñones, el pepino y el morrón. Agréguele la gelatina y mezcle bien. Sale.

3) Coloque la preparación en un molde de budín inglés y refrigere un mínimo de 4 horas o hasta que la preparación esté firme.

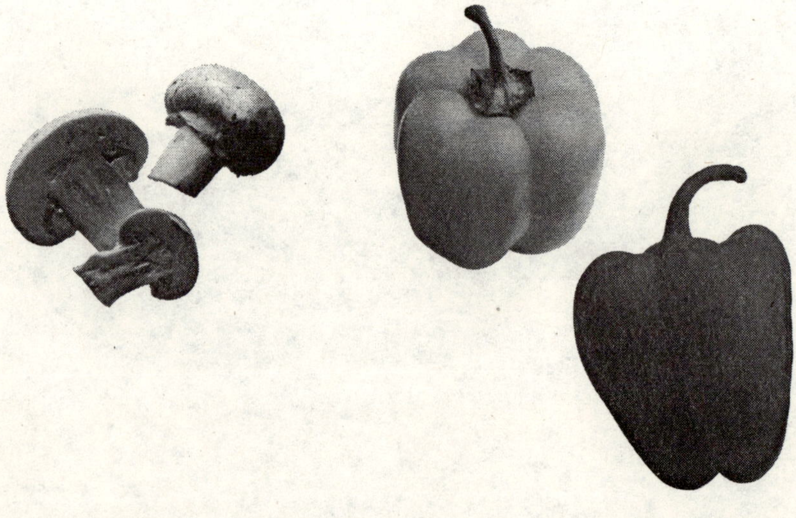

13. Aspic de atún

INGREDIENTES:

2 sobres de gelatina sin sabor.
1 taza de caldo desgrasado.
2 latas de atún al natural.
Rodajas de limón.
Ramitas de perejil.
Sal a gusto.

PASOS A SEGUIR:

1) Caliente el caldo y disuelva en él la gelatina.

2) Cuele el atún tratando de que quede lo más entero posible.

3) Mezcle el atún con la gelatina y sale.

4) Coloque la preparación en un molde de budín inglés y refrigere un mínimo de 4 horas o hasta que la preparación esté firme.

5) Desmolde sobre una fuente y decore con las rodajas de limón y las ramitas de perejil.

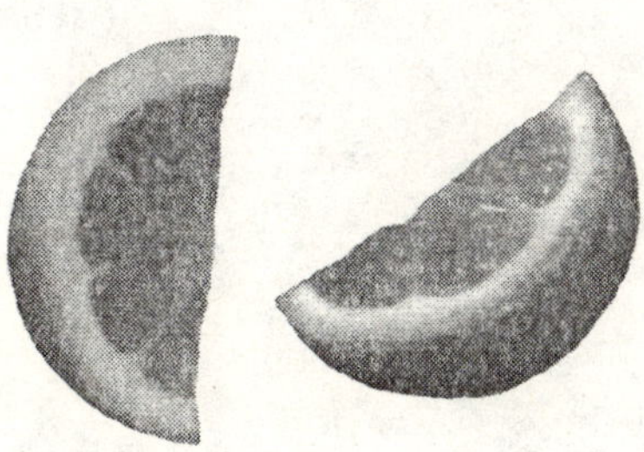

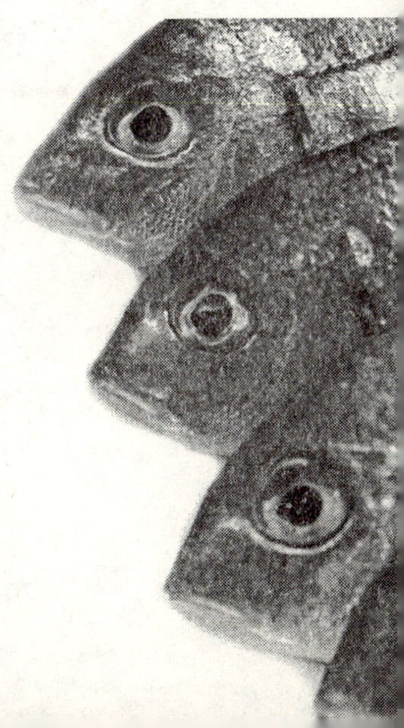

14. Revuelto mediterráneo al yogur

INGREDIENTES:

4 zucchinis cortados en rodajas.
1 berenjena pelada cortada en bastones.
2 tomates, pelados, sin semillas y cortados en cubos.
½ taza de yogur natural descremado.
4 cucharadas de aceite de oliva.
Sal a gusto.

PASOS A SEGUIR:

1) Saltee con 2 cucharadas de aceite los zucchinis, las berenjenas y los tomates durante 20 minutos, revolviendo a menudo. Sale.

2) Sirva y coloque por encima el yogur y las restantes 2 cucharadas de aceite.

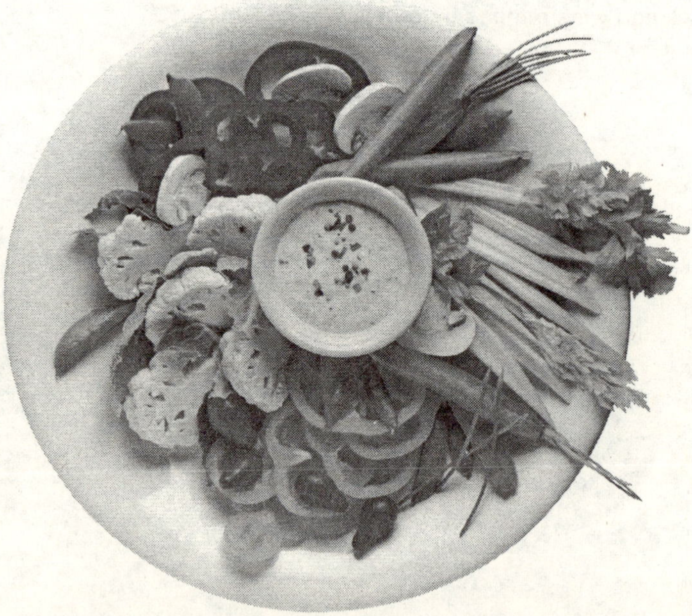

15. Cebollas rellenas

INGREDIENTES:

4 cebollas grandes.
1 taza de champiñones picados.
1 huevo.
1 cucharada de salvado de trigo.
½ cucharadita de comino.
3 cucharadas de aceite de girasol.
Sal a gusto.

PASOS A SEGUIR:

1) Pele las cebollas, corte una rodajita de cada lado para que puedan quedar firmes y pártalas al medio, de modo tal de obtener dos mitades lo más similares posibles.

2) Colóquelas en una fuente o recipiente previamente pincelado con 1 cucharada de aceite y llévelas al horno a temperatura mínima hasta que estén un poco tiernas. Retírelas y con un utensilio ahuéquelas.

3) Coloque el aceite restante en una cacerola al fuego y rehogue los champiñones con el comino. Sale.

4) Retire del fuego, espere a que se enfríe y añádale el salvado y el huevo previamente batido. Mezcle bien.

5) Rellene las cebollas con la preparación obtenida y termine la cocción en horno hasta dorar.

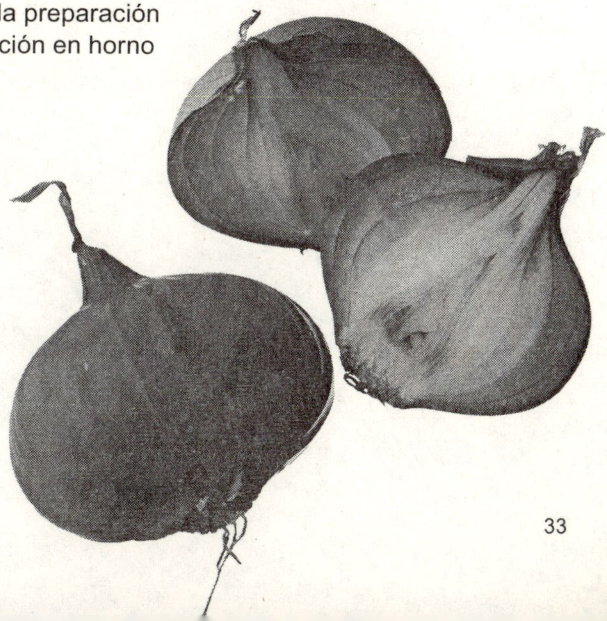

16. Hinojo al pomodoro

INGREDIENTES:

2 blancos de hinojo.
2 tomates pelados, sin semillas y picados.
1 blanco de puerro picado.
1 diente de ajo picado.
2 cucharadas de aceite de oliva.
1 taza de caldo desgrasado.
1 cucharadita de orégano.
Sal a gusto.

PASOS A SEGUIR:

1) Hierva durante 10 minutos los hinojos. Retire y reserve.

2) Rehogue el puerro hasta que transparente y agréguele el ajo.

3) Cuando esté dorado, añada los tomates, el caldo y los hinojos.

4) Condimente con el orégano, sale y cocine a fuego mediano durante 20 minutos o hasta que el hinojo se tiernice.

5) Sirva caliente o tibio.

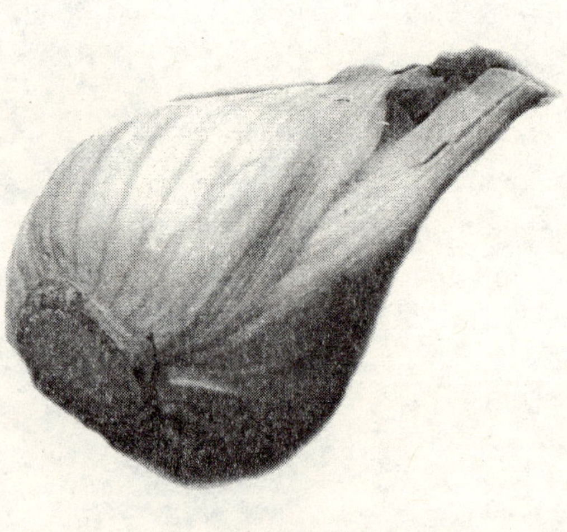

17. Zucchini a la menta

Ingredientes:

4 zucchinis.
1 morrón rojo picado.
Jugo de 1 limón.
5-6 hojitas de menta fresca picadas.
1 cucharada de perejil fresco.
1 diente de ajo picado.
2 cucharadas de aceite de oliva.
Sal a gusto.

Pasos a seguir:

1) Prepare un aderezo con el aceite de oliva, el jugo de limón, la menta, el perejil y el ajo.

2) Corte los zucchinis en cintas muy finas, con una mandolina o con un pelapapas. Dispóngalos sobre una fuente o plato y sálelos.

3) Condimente con el aderezo y coma de inmediato.

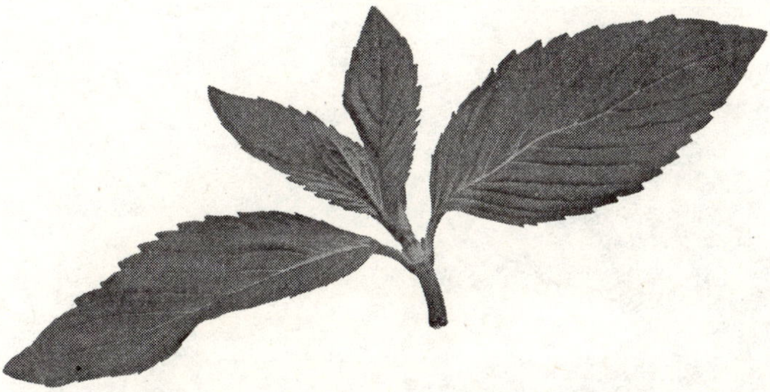

18. Omelette de camarones

INGREDIENTES:

1 huevo.
1 clara.
1 taza de camarones pelados.
2 cucharadas de aceite de girasol.
1 pizca de sal de ajo.
Pimienta negra recién molida a gusto.
Sal a gusto.

PASOS A SEGUIR:

1) Bata el huevo con la clara, la sal y la sal de ajo.

2) Ponga una sartén al fuego, vierta en ella el aceite y desparrámelo, de manera tal que cubra toda la superficie.

3) Vierta sobre él los huevos batidos.

4) Distribuya por encima los camarones, lo más parejo que le sea posible.

5) Cuando coagule, doble por el medio.

6) Deje en el fuego 2 minutos más y sirva de inmediato, espolvoreado con la pimienta recién molida.

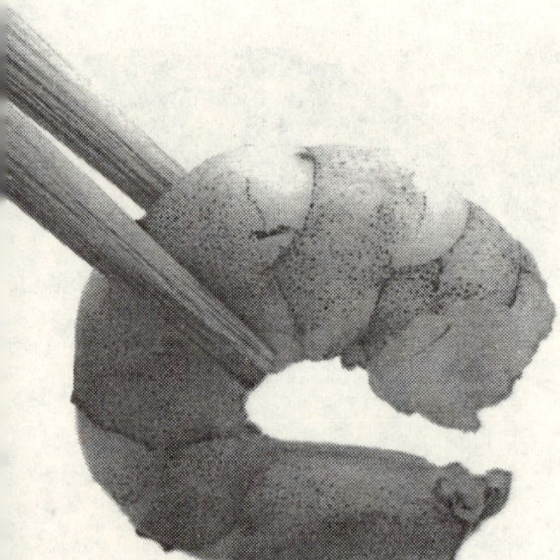

19. Porotos de soja a la provenzal

INGREDIENTES:

1 plato de porotos de soja cocidos.
1 diente de ajo picado.
1 puñado de perejil fresco picado.
3 cucharadas de aceite de oliva.
1 cucharada de jugo de limón.
Sal a gusto.

PASOS A SEGUIR:

1) Prepare un aderezo con el aceite de oliva, el jugo de limón, el ajo y el perejil.

2) Coloque los porotos en un bol, vierta sobre ellos el aderezo preparado, sale y revuelva bien.

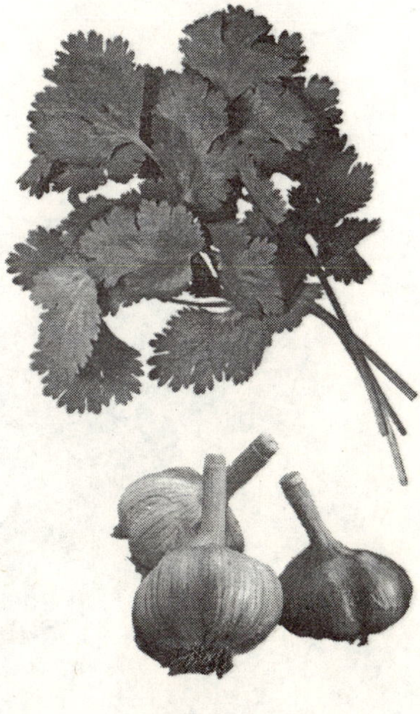

20. Ensalada de vegetales cocidos

INGREDIENTES:

4 flores de brócoli cocidas y partidas en cuartos.
4 flores de coliflor cocidas y partidas en cuartos.
1 taza de hojas de acelga cocida y cortadas en juliana.
2 cucharadas de aceite de girasol.
2 cucharadas de yogur natural.
1 cucharada de jugo de limón.
Sal a gusto.

PASOS A SEGUIR:

1) Prepare un aderezo mezclando bien el yogur, el aceite de girasol, la sal y el limón. Reserve.

2) Coloque en una ensaladera todos los vegetales.

3) Vierta sobre ellos el aderezo preparado y revuelva bien para que todos los ingredientes se mezclen.

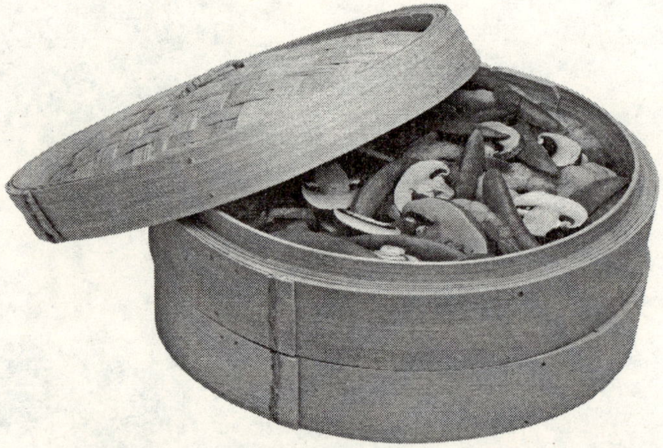

21. Ensalada rústica multicolor

INGREDIENTES:

1 remolacha cruda rallada.
2 zanahorias crudas ralladas.
1 morrón verde cortado en juliana.
1 tomate cortado en cubos.
1 atado de rúcula picada.
Jugo de ½ limón.
2 cucharadas de aceite de oliva.
Sal a gusto.

PASOS A SEGUIR:

1) Coloque la remolacha, las zanahorias, el morrón el tomate y la rúcula en una ensaladera.

2) Condimente con el aceite de oliva, el jugo de limón y la sal.

3) Mezcle bien y sirva de inmediato

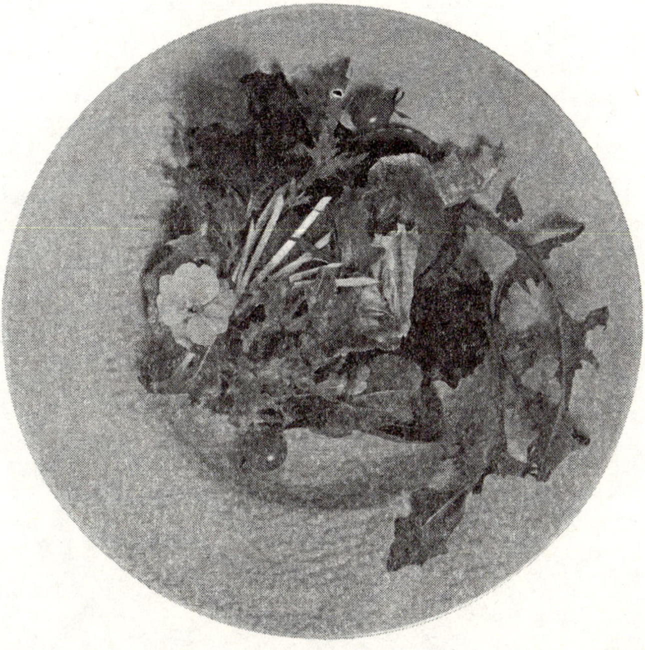

22. Ensalada de berro con sésamo

INGREDIENTES:

Hojas de un atado de berro.
1 cebolla de verdeo picada.
1 pepino sin pelar cortado en rodajas muy finas.
2 tomates perita, sin semillas y cortados en cubos.
2 cucharadas de vinagre.
2 cucharadas de aceite de girasol.
1 cucharadita de queso blanco descremado.
1 cucharada de semillas de sésamo tostadas.
Sal a gusto.

PASOS A SEGUIR:

1) Prepare un aderezo con el vinagre, el aceite y el queso blanco.

2) Coloque las hojas de berro, la cebolla de verdeo, el pepino y los tomates en una ensaladera.

3) Mezcle bien, sale y aliñe con el aderezo.

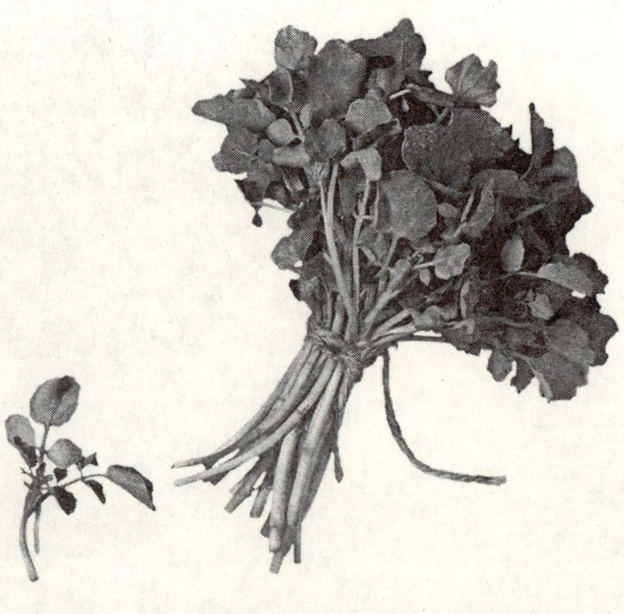

23. Ensalada de arroz del trópico

INGREDIENTES:

2 rodajas de ananá fresco sin el centro fibroso y cortadas en rodajas.
1 pocillo de arroz integral hervido.
1 taza de flores de brócoli cocidas y picadas gruesas.
1 taza de flores de coliflor cocidas y picadas gruesas.
Unas gotas de edulcorante.
2 cucharadas de aceite de girasol.
Jugo de limón a gusto.
Sal a gusto.

PASOS A SEGUIR:

1) Hierva las rodajas de ananá con agua y unas gotas de edulcorante hasta que queden tiernas. Cuélelas.

2) Coloque el ananá, el arroz, el brócoli y la coliflor en una ensaladera.

3) Aderece con el jugo de limón, el aceite y la sal, y mezcle bien.

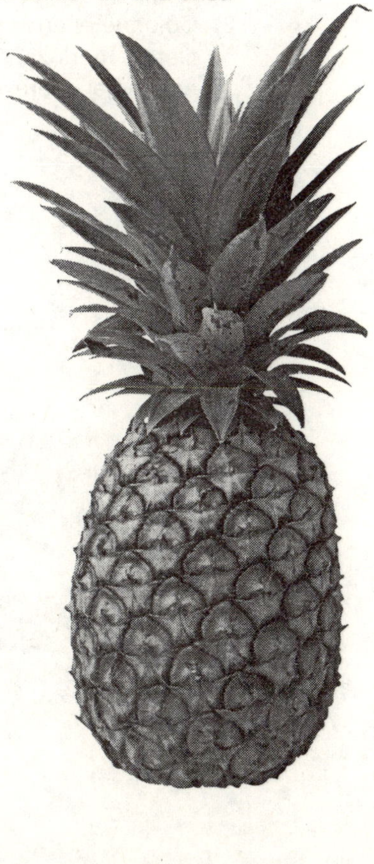

24. Ensalada catalana

INGREDIENTES:

1 pocillo de arroz integral cocido.
5 langostinos pelados.
1 filet de merluza u otro pescado, hervido y desmenuzado.
2 tomates en rodajas.
2 cucharadas de aceite de oliva.
1 diente de ajo picado.
2 cucharadas de vinagre.
3 cucharadas de caldo de pescado.
1 cucharada de perejil fresco picado.
Sal a gusto.

PASOS A SEGUIR:

1) Prepare un aderezo con el aceite de oliva, el ajo picado, el vinagre, el perejil, el caldo de pescado y la sal.

2) Coloque el arroz integral, los langostinos, los trozos de filet de merluza y los tomates en una ensaladera y vierta encima el aderezo. Mezcle bien.

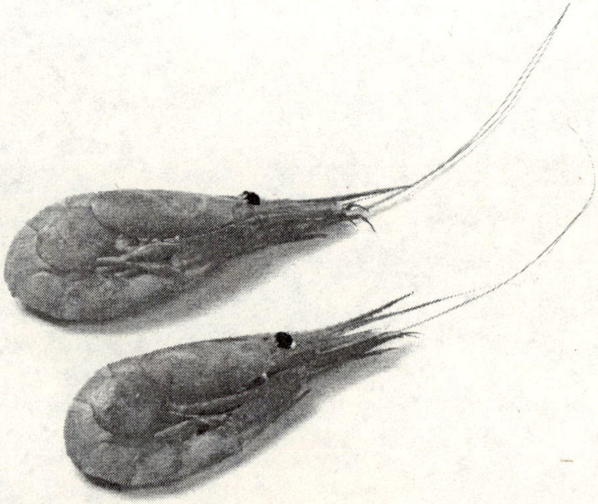

25. Ensalada de chauchas y ricota

INGREDIENTES:

¼ kg de chauchas hervidas o cocidas al vapor.
4 cucharadas de ricota descremada.
1 cucharada de hierbas finas secas (tomillo, salvia, estragón, etc.).
Jugo de ½ limón.
2 cucharadas de aceite de oliva.
1 cucharada de semillas de sésamo tostadas.
Sal a gusto.

PASOS A SEGUIR:

1) Prepare un aderezo con el aceite de oliva, el jugo de limón y las hierbas.

2) Coloque las chauchas y la ricotta en una ensaladera y mezcle bien. Sale, agréguele el aderezo y vuelva a mezclar.

3) Coloque en el plato y decore esparciendo por arriba las semillas de sésamo.

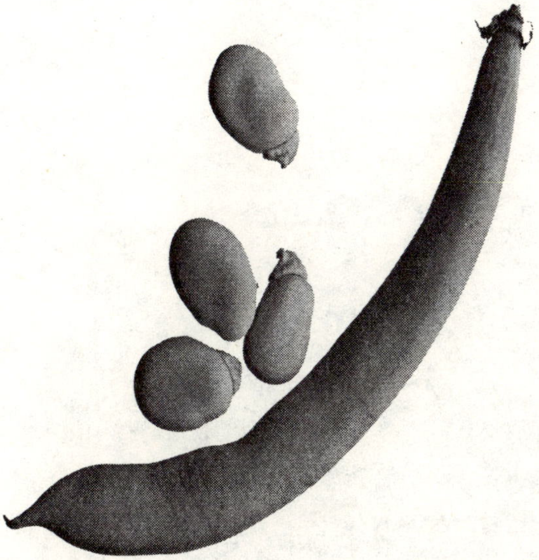

26. Ensalada verde con nueces

INGREDIENTES:

1 paquete de rúcula cortada en juliana.
1 paquete de espinaca cortada en juliana.
Unas hojas de alguno o varios tipos de lechuga (mantecosa, criolla, morada, etc.) cortadas en juliana.
2 cucharadas de aceite de oliva, preferentemente extra-virgen.
1 cucharada de vinagre.
1 cucharadita de queso blanco.
1 cucharada de nueces picadas.
Sal a gusto.

PASOS A SEGUIR:

1) Prepare un aderezo con el aceite de oliva, el vinagre y el queso blanco.

2) Coloque todas las hojas en una ensaladera. Sale, agréguele el aderezo y mezcle bien.

3) Espolvoree con las nueces antes de servir.

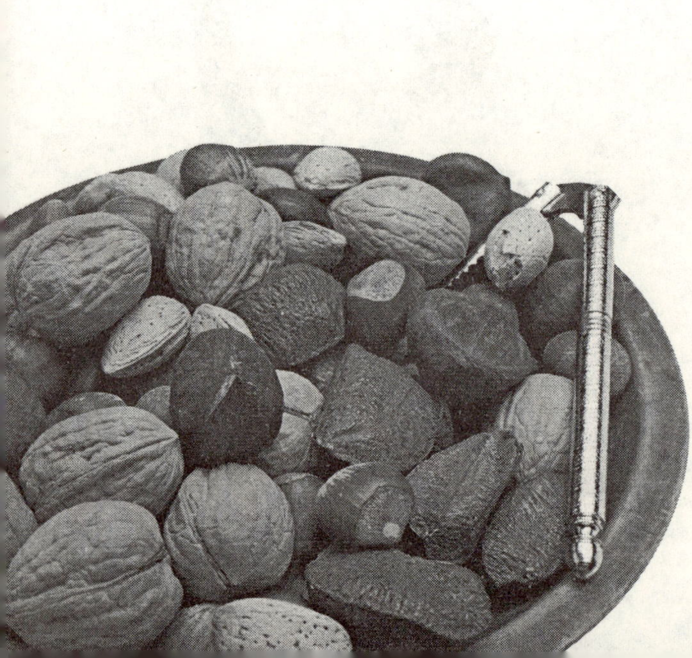

27. Fuente de vegetales y peras

INGREDIENTES:

Puntas de 1 atado de espárragos cocidas.
2 peras peladas, sin semillas y cortadas en octavos.
1 cucharada de nueces picadas.
Hojas de un atado de espinaca.
Hojas de un atado de rúcula.
4 cucharadas de ricota descremada.
2 cucharadas de aceite de girasol.
Jugo de limón a gusto.
Sal a gusto.

PASOS A SEGUIR:

1) Disponga sobre una fuente las hojas de espinaca y de rúcula. Sale.

2) Sobre ellas, acomode las puntas de espárrago y las peras.

3) Distribuya encima la ricotta y espolvoree con las nueces picadas. Vuelva a salar.

4) Rocíe con el aceite y el jugo de limón.

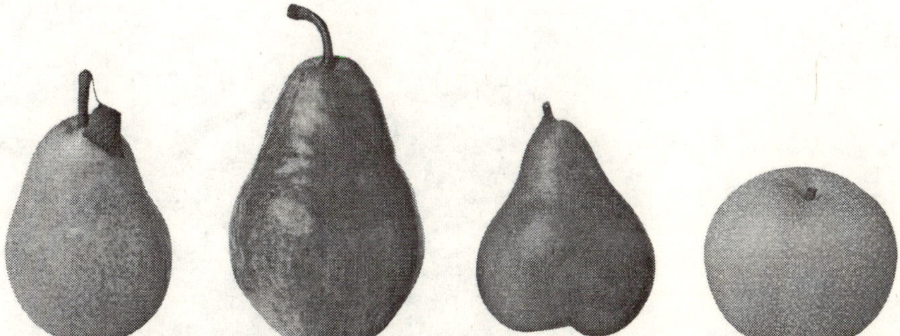

28. Potaje de vegetales y soja

INGREDIENTES:

1 taza de porotos de soja cocidos.
1 taza de caldo desgrasado.
1 cebolla picada.
2 zapallitos cortados en cubos.
1 puerro cortado en rodajas.
3 tomates pelados, sin semillas y cortados en cubos.
1 diente de ajo picado.
1 taza de brotes de soja.
2 cucharadas de aceite de girasol.
Una cucharada de perejil picado.
Sal a gusto.

PASOS A SEGUIR:

1) Rehogue la cebolla, los zapallitos y el puerro a fuego bajo revolviendo de cuando en cuando, durante 10 minutos.
2) Agregue los tomates y el ajo, y cocine siempre revolviendo, 5 minutos más.
3) Añada los porotos de soja y el caldo. Mezcle bien, sale y cocine a fuego bajo hasta que el líquido se evapore casi en su totalidad.
4) Apague el fuego, agréguele los brotes de soja, mezcle bien y deje reposar tapado durante 5 minutos.
5) Sirva espolvoreado con el perejil.

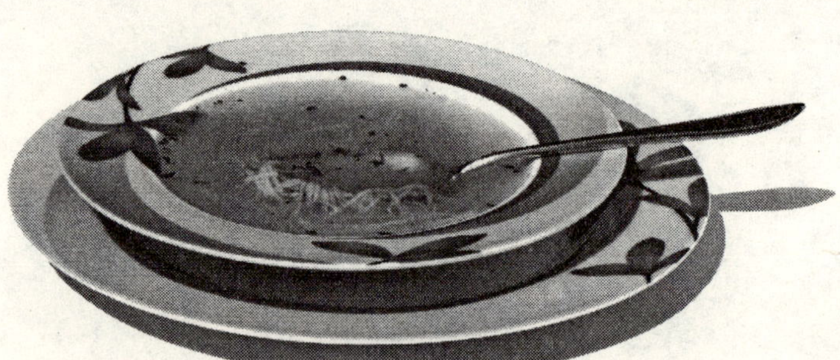

29. Salteado vegetariano con tofu

INGREDIENTES:

2 cucharadas de aceite de girasol.
1 cebolla pequeña cortada en juliana.
1 cebolla de verdeo cortada en rodajas.
1 berenjena grande pelada y cortada en cubos.
1 puerro cortado en rodajas.
1 corazón de alcaucil ya cocido y cortado en cuartos.
1 zucchini cortado en bastones.
1 taza de champiñones cortados en láminas.
1 diente de ajo picado.
1 tomate grande picado.
4 aceitunas negras descarozadas y cortadas en rodajas.
1 taza de tofu cortado en cubos.
1 cucharadita de tomillo seco.
Sal a gusto

PASOS A SEGUIR:

1) Rehogue la cebolla y la berenjena en un wok o sartén durante 5 minutos o hasta que estén doradas y se empiecen a ablandar.

2) Incorpore la cebolla de verdeo, el puerro, el alcaucil, el zucchini, los champiñones, el ajo y el tomate.

3) Sale, tape y cocine a fuego mediano o bajo hasta que las verduras estén tiernas.

4) Agregue el tofu.

5) Revuelva bien y cocine otros 2-3 minutos.

6) Sirva espolvoreado con el tomillo y las aceitunas.

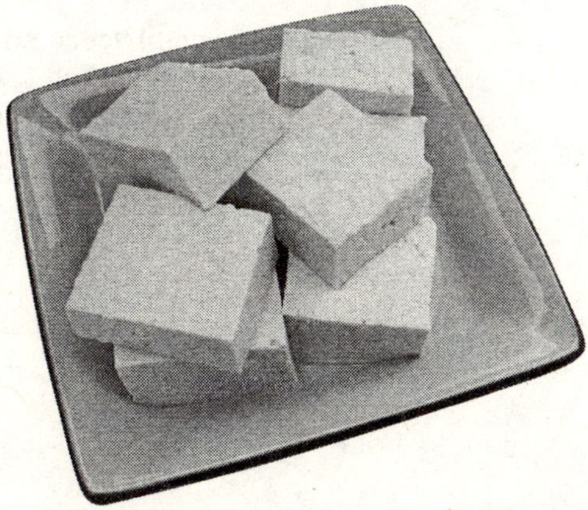

30. Malfatti de ricota

INGREDIENTES:

400 g de ricota.
8 hojas de lechuga picadas.
1 puñado de hojas de albahaca picadas.
½ cucharadita de nuez moscada.
2 claras.
2 cucharadas de harina de trigo integral.
Sal a gusto.

Para la salsa:
1 taza de puré de tomates.
1 diente de ajo picado.
1 cucharada de aceite.
Sal a gusto.

PASOS A SEGUIR:

1) En un recipiente mezcle bien la ricota, las claras, la lechuga, la albahaca, la sal y la nuez moscada.
2) Agregue la harina de a poco y sin dejar de mezclar, hasta formar una pasta homogénea.
3) Con la preparación obtenida, forme pequeñas bolitas.
4) Póngalas una a una en una cacerola con agua hirviendo que se encuentre al fuego y, cuando suban a la superficie, retírelas con una espumadera.
5) Sirva bien caliente con la salsa

Para realizar la salsa:

1) Caliente el aceite en una sartén a fuego mediano y rehogue el ajo durante 2 minutos.
2) Agregue el puré de tomates y sale.
3) Baje el fuego al mínimo y cocine durante 10 minutos.

31. Curry de arroz con huevo

INGREDIENTES:

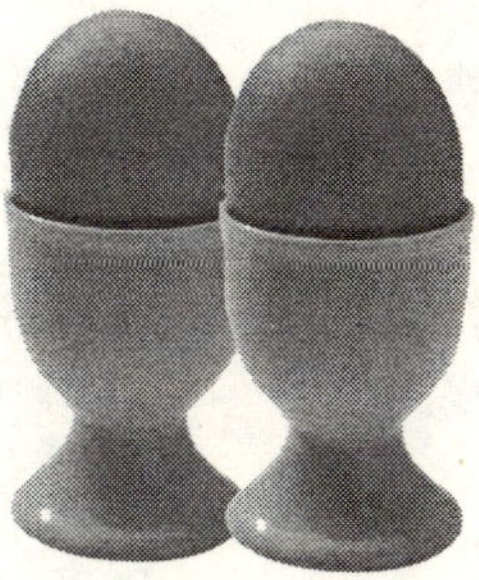

2 cucharadas de aceite de girasol.
1 cebolla picada.
1 puerro cortado en rodajas.
1 diente de ajo picado.
1 pocillo de caldo desgrasado.
1 cucharadita de curry en polvo.
1 cucharada de puré de tomate.
1 huevo duro picado.
1 taza de arroz integral hervido y caliente.
1 cucharada de jugo de limón.
Sal a gusto.

PASOS A SEGUIR:

1) Rehogue la cebolla y el puerro hasta que transparenten y agrégueles el ajo. Cocine 1 minuto más.

2) Añada el curry, el puré de tomate, el arroz, el caldo y cocine a fuego bajo durante unos 5 minutos.

3) Agregue la sal y el jugo de limón.

4) Sirva bien caliente espolvoreado con el huevo duro picado.

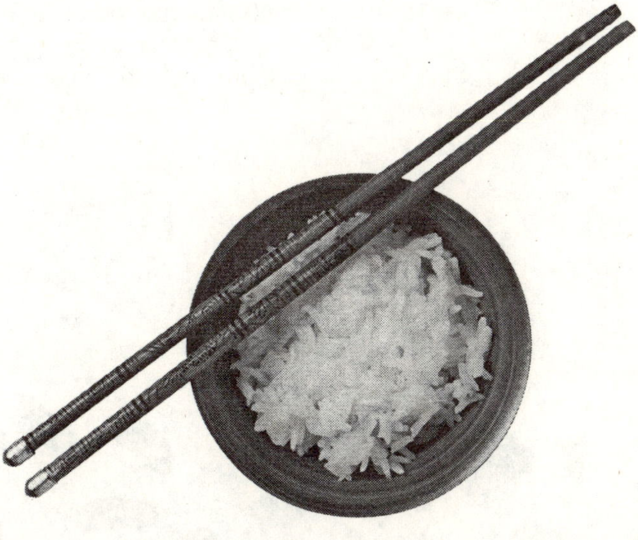

32. Puchero vegetariano

INGREDIENTES:

1 y ½ litro de agua.
1 taza de porotos manteca.
1 puerro.
3 dientes de ajo pelados y enteros.
1 rama de apio con sus hojas.
Unas hojas de acelga.
1 zapallito redondo partido al medio.
1 cebolla pelada.
½ repollo blanco chico.
½ repollo colorado chico.
Un puñado de perejil fresco picado.
1 cucharadita de ají molido.
1 cucharadita de orégano.
1 pocillo de aceite de oliva.
Sal a gusto.

PASOS A SEGUIR:

1) Deje los porotos en remojo de un día para el otro.
2) Ubique el agua en una olla profunda y cocine los porotos hasta que estén, aproximadamente, a mitad de su cocción. Vaya retirando toda la espuma que produzca la cocción.
3) Agregue todos los vegetales, el perejil, el ají molido, el orégano y sale.
4) Tape y cocine hasta que todo esté a punto. Para saberlo, corrobore que estén tiernos los repollos y el apio.
5) Sirva bien caliente, rociado con el aceite de oliva.

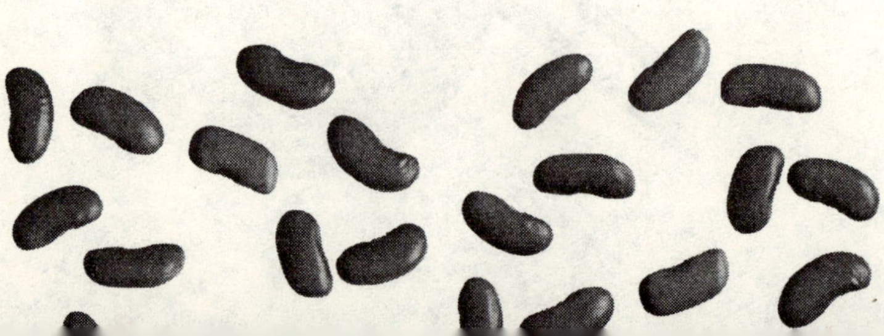

33. Guiso vegetariano de garbanzos

INGREDIENTES:

2 latas de garbanzos.
1 cebolla picada.
2 dientes de ajo picado.
4 tomates pelados y cortados en cubos.
1 morrón rojo cortado en juliana.
1 morrón verde cortado en juliana.
1 cucharada de perejil fresco picado.
2 cucharadas de aceite de girasol.
½ taza de caldo de verdura desgrasado.
Sal a gusto.

PASOS A SEGUIR:

1) Ponga el aceite en una olla al fuego y rehogue la cebolla y los morrones hasta que la primera se dore levemente. A último momento, agréguele el ajo y rehogue 1 minuto más.

2) Añada los garbanzos, los tomates y el caldo.

3) Sale y cocine a fuego bajo hasta que el líquido se evapore casi en su totalidad.

4) Deje reposar tapado unos minutos y sirva espolvoreado con el perejil.

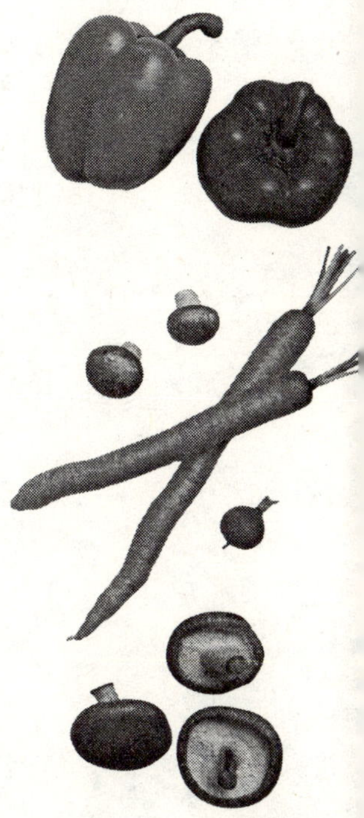

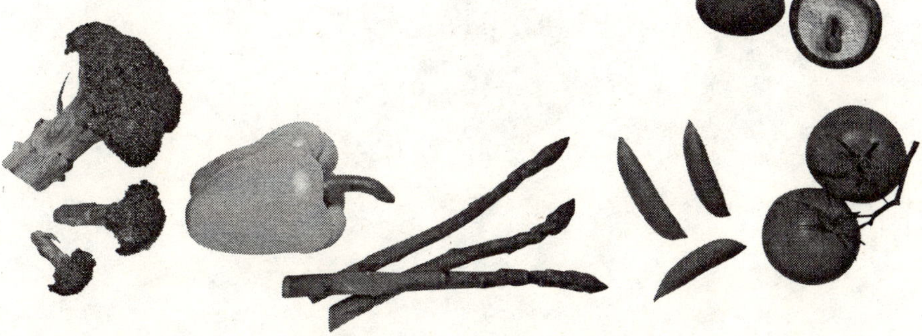

34. Pollo al ajillo

INGREDIENTES:

2 patas con muslo sin piel.
1 pocillo de aceite de oliva.
4 dientes de ajo pelados y enteros.
1 hoja de laurel.
1 cucharadita de romero seco.
1 cucharadita de tomillo seco.
1 taza de caldo desgrasado.
Sal a gusto.

PASOS A SEGUIR:

1) Ubique los trozos de pollo en una cacerola y agréguele el aceite de oliva, los dientes de ajo, el laurel, el romero y el tomillo.

2) Deje macerar durante un mínimo de 3 horas. Revuelva de cuando en cuando.

3) Al cabo de ese tiempo, agréguele el caldo y lleve al fuego.

4) Cocine hasta que el pollo quede tierno y buena parte del líquido se haya evaporado.

5) Sírvalo caliente o tibio con algunas de las ensaladas o las guarniciones que presentamos en este mismo volumen.

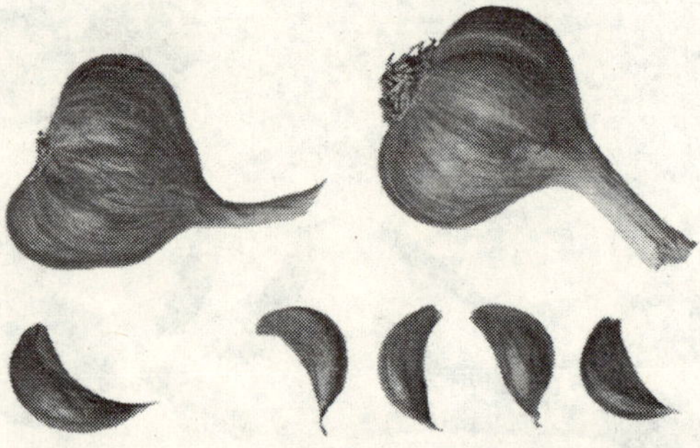

35. Wok de pollo con hongos y repollo

INGREDIENTES:

¼ de pollo cocido, sin piel y cortado en tiras o cubos.
1 puerro cortado en rodajas
1 cebolla de verdeo cortada en rodajas.
1 taza de champiñones cortados en láminas.
2 cucharadas de aceite de girasol.
1 taza de caldo desgrasado.
2 cucharadas de vinagre.
1 taza de repollo blanco cortado en juliana muy fina.
Sal a gusto.

PASOS A SEGUIR:

1) Caliente el aceite en el wok o sartén y dore el pollo revolviendo constantemente.

2) Agregue el puerro, la cebolla de verdeo, los champiñones, el repollo, el vinagre y el caldo. Sale.

3) Cocine a fuego bajo y sin tapar durante 15 minutos, revolviendo de cuando en cuando.

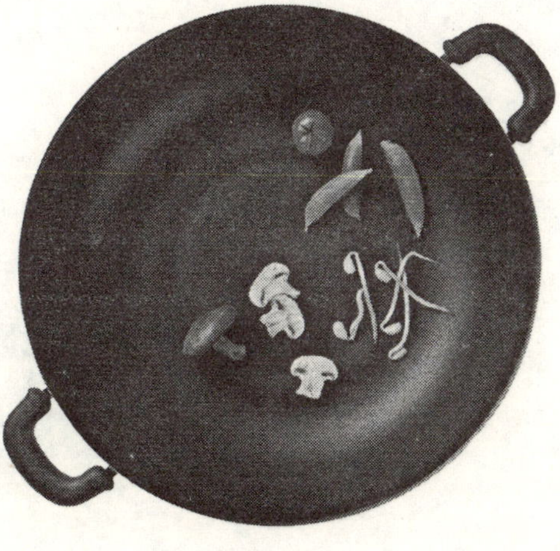

36. Hamburguesas de pollo

INGREDIENTES:

2 pechugas de pollo sin piel.
1 puerro picado.
1 cebolla picada.
2 huevos.
2 cucharadas de salvado de trigo.
Aceite, cantidad necesaria.
Sal a gusto.

PASOS A SEGUIR:

1) Procese el pollo, con el puerro, la cebolla, el huevo y el salvado hasta obtener una pasta uniforme. Sale.

2) Divida la mezcla en porciones y forme con las manos pequeñas hamburguesas.

3) Pincele una placa o asadera con aceite, coloque sobre ella las hamburguesas, tape con papel de aluminio y cocine en horno medio a fuerte por espacio de 20-30 minutos.

4) Acompañe con alguna de las ensaladas o las guarniciones que presentamos en este mismo volumen.

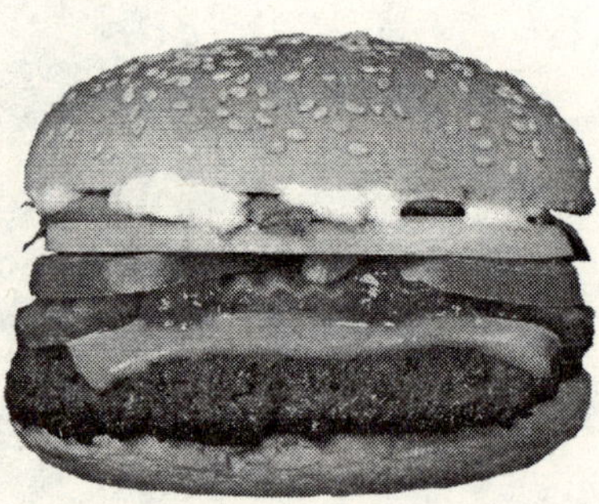

37. Pechuga de pollo con brócoli

INGREDIENTES:

1 pechuga de pollo deshuesada y sin piel.
Flores de un brócoli hervidas o cocinadas al vapor.
1 echalote picado.
1 cebolla picada.
½ taza de caldo desgrasado.
Aceite, cantidad necesaria.
Pimienta recién molida a gusto.
Sal a gusto.

PASOS A SEGUIR:

1) Pincele una fuente que pueda ir al horno con el aceite y coloque sobre ella la pechuga, el echalote y la cebolla.

2) Vierta el caldo sobre ellos y salpimiente.

3) Cocine en horno a fuego mediano durante 45 minutos, dando vuelta el pollo en la mitad de la cocción.

4) Retire la fuente del horno, incorpore el brócoli y cocine 5 minutos más.

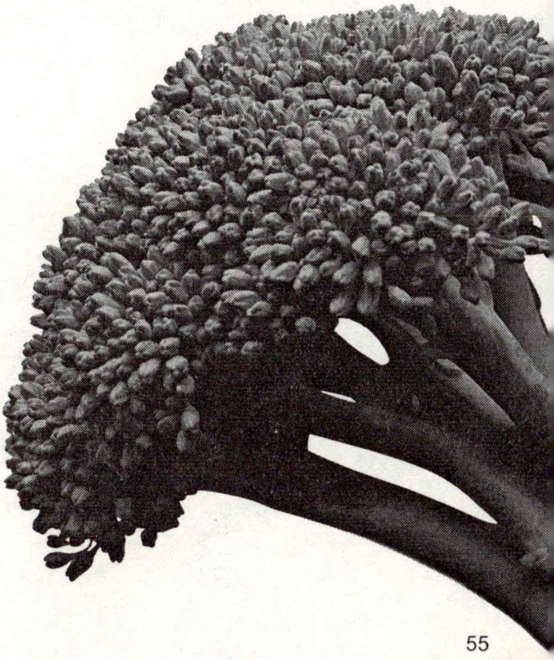

38. Merluza con vegetales

INGREDIENTES:

2 filetes de merluza u otro pescado.
1 cebolla de verdeo cortada en rodajas.
1 puerro cortado en rodajas.
1 tomate cortado en rodajas.
Unas tiritas de morrón.
2 cucharadas de queso blanco descremado.
1 chorrito de aceite de oliva.
Sal a gusto.

PASOS A SEGUIR:

1) Coloque los filetes sobre papel aluminio y úntelos con el queso blanco.

2) Disponga encima las rodajas de tomate y las tiritas de morrón y, luego, el puerro y la cebolla.

3) Cierre el paquete de papel de aluminio.

4) Cocine en horno fuerte durante 30 minutos.

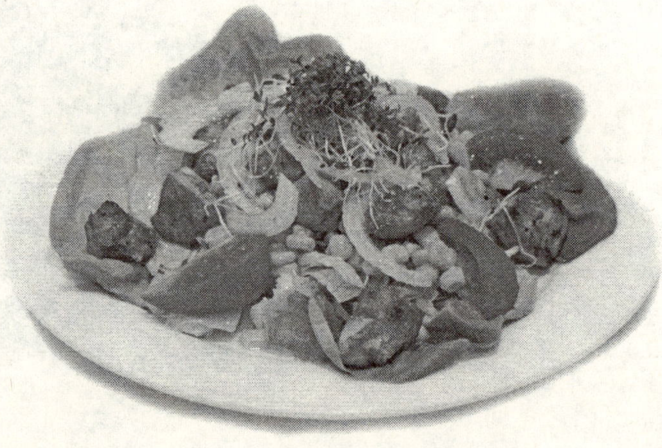

39. Pastel de pollo de mar

INGREDIENTES:

½ kg de pollo de mar, o de otro pescado de carne blanca y firme.
1 cebolla picada.
4 cucharadas de salvado de trigo.
2 huevos.
1 cucharada de perejil fresco picado.
2 tomates sin jugo ni semillas picado.
4 cucharadas de queso blanco descremado.
Aceite, cantidad necesaria.
Sal a gusto:

PASOS A SEGUIR:

1) Procese todos los ingredientes (menos el aceite) hasta obtener una pasta homogénea y espesa. Sale.

2) Pinte con aceite una budinera y vuelque la mezcla en ella.

3) Cocine en horno mediano durante 30-35 minutos.

4) Desmolde, sirva en tajadas y acompañe con algunas de las guarniciones o las ensaladas que presentamos en este mismo volumen.

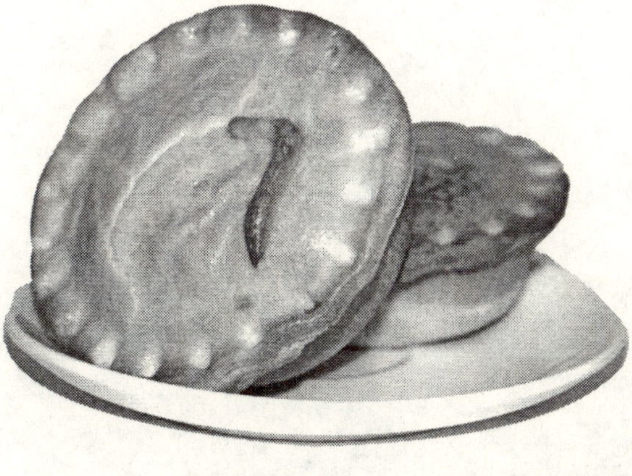

40. Ceviche

INGREDIENTES:

400 g de filetes de pescado fresco cortado en trozos lo más parejos posible.
½ taza de jugo de limón.
1 diente de ajo picado.
1 morrón rojo cortado en juliana.
1 puñado de cilantro picado.
3 ramas de apio sin las hojas y cortadas en rodajas.
Hojas de lechuga.
1 cebolla cortada en juliana.
Sal a gusto.

PASOS A SEGUIR:

1) Mezcle el jugo de limón con el ajo y la sal.

2) Acomode el pescado en una fuente, rocíelo con la mezcla obtenida y refrigere durante 1 hora en la heladera.

3) Añada al pescado el morrón, la cebolla, el apio y el cilantro, y deje reposar 2 horas más.

4) Sirva sobre las hojas de lechuga.

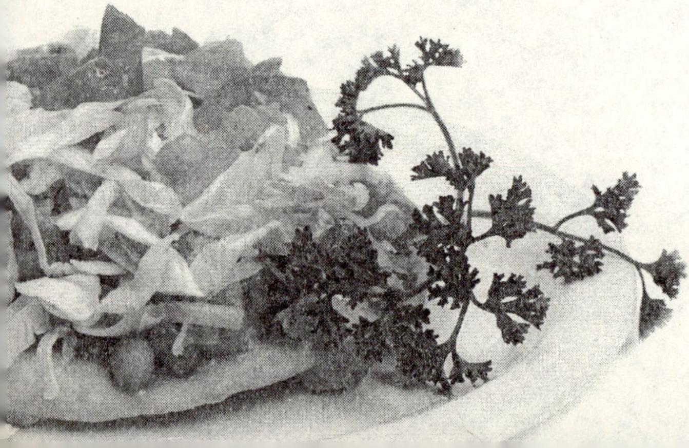

41. Besugo a las hierbas

INGREDIENTES:

2 filetes de besugo u otro pescado de carne blanca.
1 cebolla picada.
1 tomate pelado y picado.
1 taza de caldo desgrasado.
1 cucharada de hierbas finas secas (tomillo, salvia, etc.).
2 cucharadas de aceite de girasol.
Sal a gusto.

PASOS A SEGUIR:

1) Caliente el aceite en una sartén y cocine los filetes 2 minutos de cada lado. Retírelos y resérvelos.

2) En la misma sartén, rehogue la cebolla hasta que transparente.

3) Baje el fuego al mínimo y agregue los tomates y el caldo. Cocine 15 minutos.

4) Ubique los filetes en la sartén, sale la preparación y continúe cocinando 4-5 minutos más, tapado.

5) Apague el fuego y sirva espolvoreado con las hierbas.

6) Acompañe con alguna de las ensaladas o las guarniciones que presentamos en este mismo volumen.

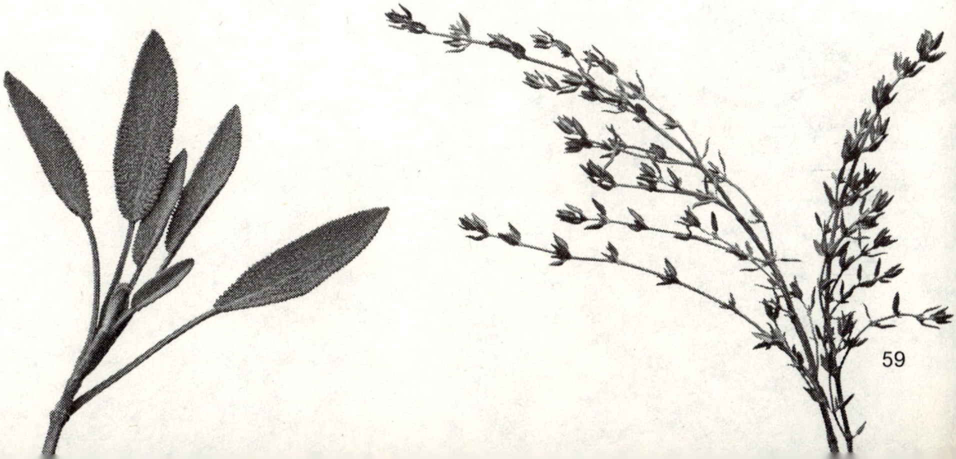

42. Brochette de langostinos

INGREDIENTES:

10 langostinos grandes limpios y pelados.
20 tomates cherries.
1 morrón rojo cortado en cubos medianos.
1 morrón verde cortado en cubos medianos.
2 cebollas pequeñas cortadas en cuartos.
Aceite de girasol, cantidad necesaria.
Sal a gusto.

PASOS A SEGUIR:

1) Disponga alternativamente en palitos de brochette langostinos, tomates cherry, morrones rojos y verdes, y cebollas.

2) Pincele con aceite y sale.

3) Cocine en una parrilla a fuego mediano por 20 minutos, dándolos vuelta una sola vez.

4) Sirva bien caliente.

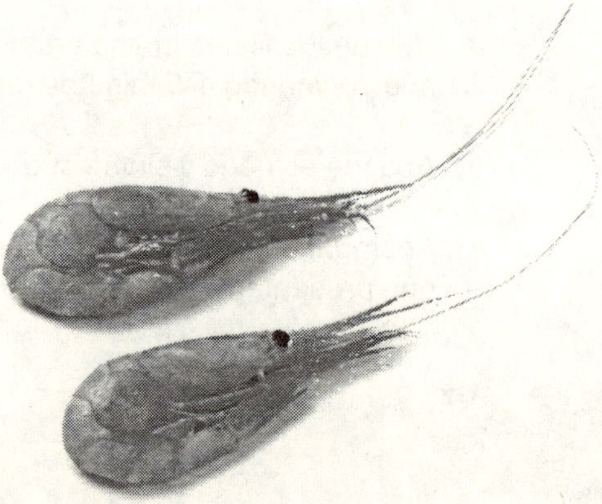

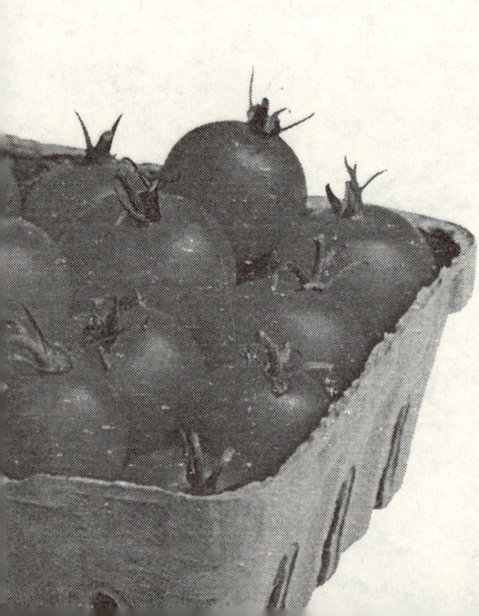

43. Hamburguesas de ternera

INGREDIENTES:

½ kg de carne de ternera magra picada.
1 cebolla picada.
2 huevos.
1 cucharada de salvado de trigo.
1 cucharada de perejil fresco picado.
Aceite, cantidad necesaria.

PASOS A SEGUIR:

1) Mezcle bien la carne con la cebolla, el huevo, el salvado de trigo y el perejil. Sale.

2) Divida la mezcla en porciones y forme con las manos pequeñas hamburguesas.

3) Pinte una plancha con un poco de aceite y cocine en horno u hornalla a fuego mediano de ambos lados hasta que alcancen el punto deseado.

4) Acompañe con alguna de las ensaladas o las guarniciones que presentamos en este mismo volumen.

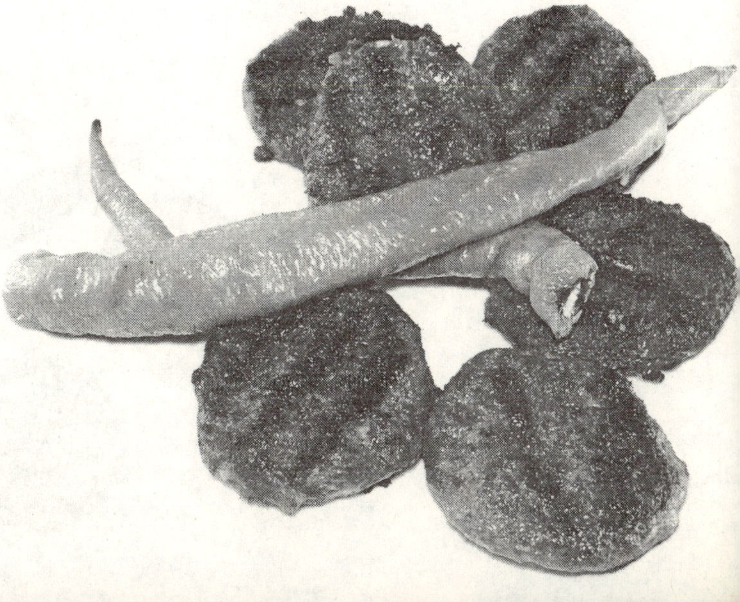

44. Ternera al laurel

INGREDIENTES:

½ kg de carne de ternera magra en una pieza (peceto, lomo, etc.).
1 taza de caldo desgrasado.
5 hojas de laurel.
2 cebollas picadas.
2 echalotes picados.
3 cucharadas de aceite de girasol.
Sal a gusto.

PASOS A SEGUIR:

1) Cubra la pieza de carne con 2 cucharadas de aceite y, con fuego bien fuerte, dórela de forma pareja en una olla, dándola vuelta todas las veces que sean necesarias. Retire y reserve.
2) Con el aceite restante rehogue en el mismo recipiente las cebollas y los echalotes hasta que transparenten.
3) Incorpore nuevamente la carne y añada el caldo y las hojas de laurel. Sale.
4) Tape y continúe la cocción durante 30 minutos.
5) Coloque la pieza de carne en una fuente, derrámele por encima la salsa obtenida con la cocción y córtela en tajadas gruesas.
6) Acompañe con alguna de las ensaladas o las guarniciones que presentamos en este mismo volumen.

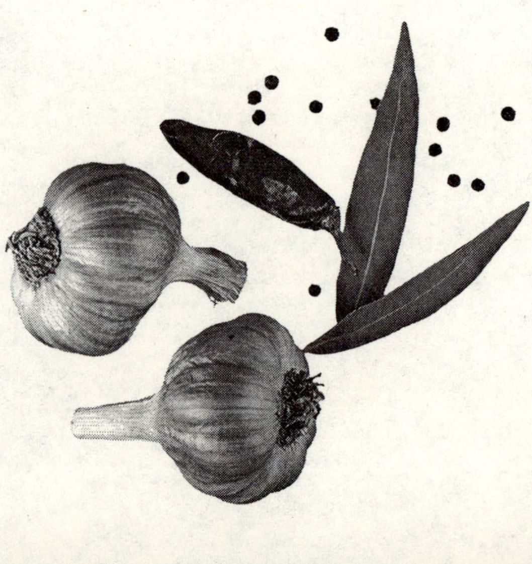

45. Ternera con puerros a la mostaza

INGREDIENTES:

½ kg de carne de ternera magra en una pieza (peceto, lomo, etc.).
4 puerros cortados en rodajas.
1 pocillo de yogur natural descremado.
1 cucharada de semillas de mostaza.
1 taza de caldo desgrasado.
3 cucharadas de aceite de girasol.
Sal a gusto.

PASOS A SEGUIR:

1) Cubra la pieza de carne con 2 cucharadas de aceite y, con fuego bien fuerte, dórela de forma pareja en una olla, dándola vuelta todas las veces que sean necesarias.
2) Baje el fuego y agregue los puerros y el caldo. Sale, tape y cocine durante 20 minutos.
3) Dé vuelta la pieza y cocine 10 minutos más.
4) Retire del fuego e incorpore el yogur (no frío, sino a tempertura ambiente) y las semillas de mostaza levemente procesadas.
5) Deje reposar 5 minutos, coloque la pieza de carne en una fuente, derrámele por encima la salsa obtenida con la cocción y córtela en tajadas gruesas.
6) Acompañe con alguna de las ensaladas o las guarniciones que presentamos en este mismo volumen.

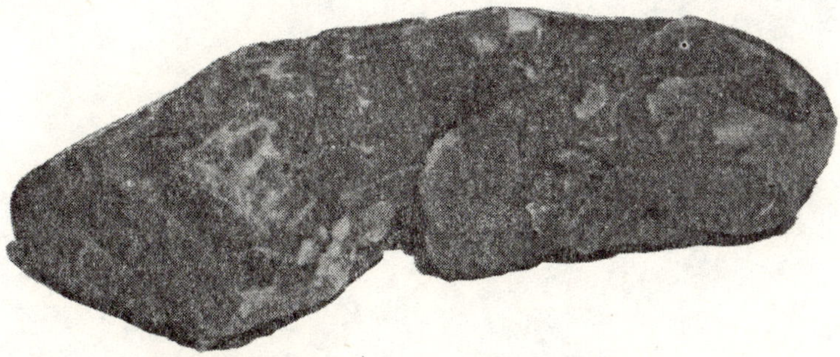

46. Membrillos a la vainilla

INGREDIENTES:

2 membrillos pelados, cortados al medio y sin semillas.
1 chaucha de vainilla.
Edulcorante líquido a gusto.
1 copete de queso blanco descremado.
1 ramita de menta.

PASOS A SEGUIR:

1) Coloque los membrillos en un recipiente con abundante agua y unas gotas de edulcorante y la chaucha de vainilla y hierva durante 60 minutos o hasta que los membrillos se encuentren tiernos pero firmes.

2) Retire y cuele.

3) Sírvalos fríos o tibios

4) Preséntelos adornados con un copete de queso blanco y una ramita de menta fresca.

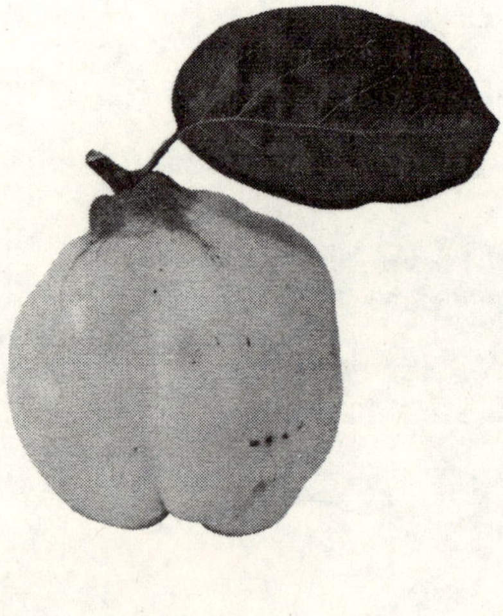

47. Palitos helados de durazno

INGREDIENTES:

¼ kg de duraznos pelados.
Edulcorante líquido a gusto.
2 cucharadas de jugo de limón.
1 yogur descremado, apto para congelar.

PASOS A SEGUIR:

1) Procese todos los ingredientes y coloque la mezla en moldes individuales previamente humedecidos con agua fría.

2) Coloque en el centro de cada molde un palito de plástico o madera de repostería.

3) Lleve al freezer hasta el momento de consumir.

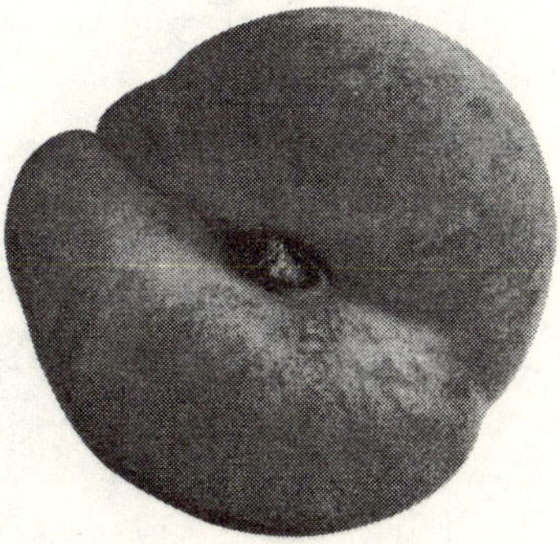

48. Tarta de peras

INGREDIENTES:

1 tapa de harina integral para tartas.
5 peras peladas y sin el centro, cortadas en octavos.
1 taza de queso blanco descremado.
Edulcorante líquido a gusto.
Unas gotas de esencia de vainilla.
2 sobres de gelatina sin sabor.
Rocío vegetal, cantidad necesaria.

PASOS A SEGUIR:

1) Estire la masa en un molde redondo lubricado con un poco de rocío vegetal. Corte y empareje los bordes, en caso de que sobre masa.

2) Disponga sobre ella las peras.

3) Disuelva la gelatina en un poco de agua caliente, y agréguele la esencia de vainilla y el edulcorante.

4) Agregue al queso blanco la preparación obtenida y mezcle bien.

5) Distribuya de manera uniforme sobre las peras y refrigere hasta que solidifique la crema de gelatina.

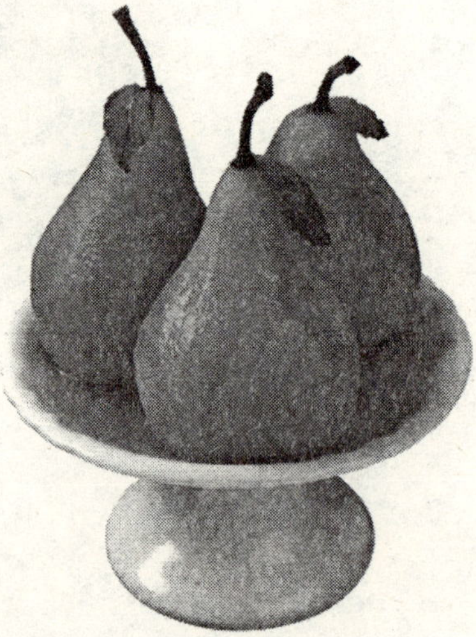

49. Copa de frutas con tofu

INGREDIENTES:

½ manzana pelada y cortada en cubos.
½ pera pelada y cortada en cubos.
4 frutillas sin el cabito y cortadas al medio.
½ vaso de jugo de naranja.
Edulcorante líquido a gusto.
½ taza de tofu firme o extra-firme desmenuzado.

PASOS A SEGUIR:

1) Coloque las frutas en una copa o compotera.

2) Disponga por encima el tofu.

3) Mezcle el jugo de naranja con el edulcorante y derrámelo sobre la preparación.

4) Sirva bien frío.

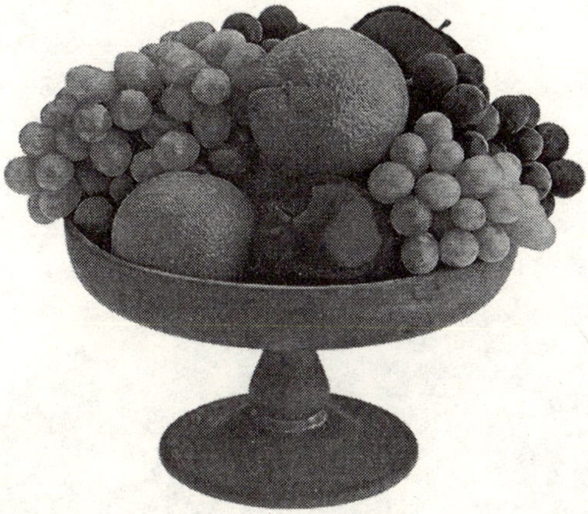

50. Aspic de cítricos

Ingredientes:

Gajos sin semillas ni hollejos de 2 pomelos.
Gajos sin semillas ni hollejos de 3 naranjas.
Gajos sin semillas ni hollejos de 2 mandarinas.
3 vasos de jugo de naranja.
3 sobres de gelatina sin sabor.
Edulcorante líquido a gusto.

Pasos a seguir:

1) Disuelva la gelatina en un poco del jugo de naranja bien caliente.

2) Agréguele el resto del jugo, el edulcorante y mezcle bien.

3) Distribuya los gajos en un molde de budín inglés y vierta por encima el jugo con gelatina.

4) Refrigere un mínimo de 4 horas o hasta que la preparación esté firme.

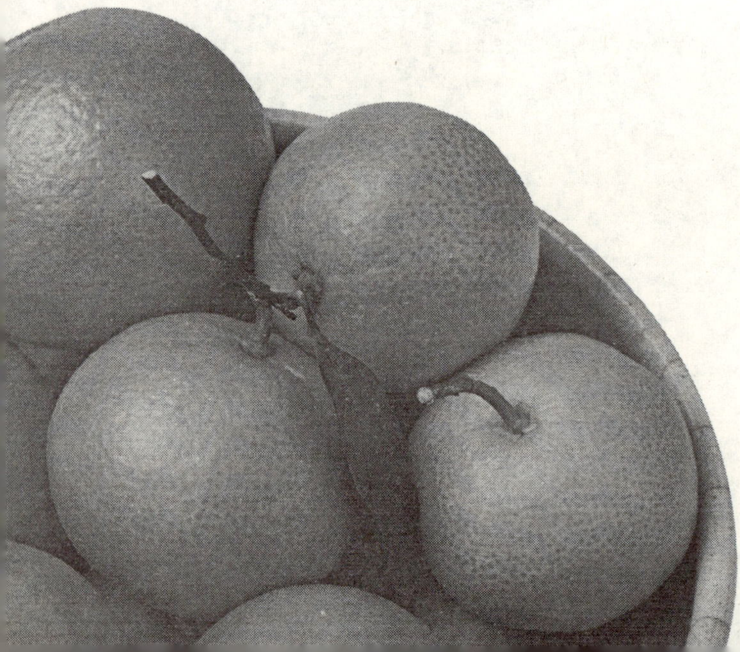

51. Copa de ananá

INGREDIENTES:

4 rodajas de ananá sin el centro fibroso y cortadas en cubos.
1 yogur descremado.
Edulcorante líquido a gusto.
1 sobre de gelatina sin sabor.
1 clara.

PASOS A SEGUIR:

1) Disuelva la gelatina en un poco de agua bien caliente y agréguele el edulcorante.

2) Procese las rodajas de ananá con el yogur.

3) Bata la clara a punto nieve y agréguele la gelatina en forma de hilo, batiendo continuamente para que la preparación no se baje.

4) Incorpore la clara a la mezcla de ananá y yogur, coloque en una copa y refrigere hasta el momento de servir.

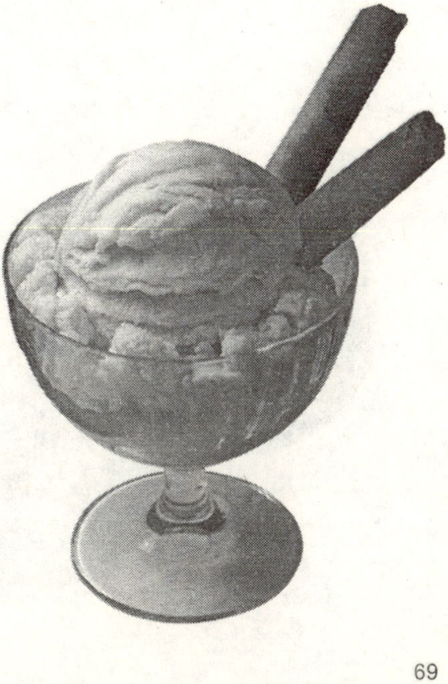

52. Sorbete de manzanas y peras

INGREDIENTES:

Jugo de 1 limón.
2 manzanas grandes peladas y ralladas.
2 peras grandes peladas y ralladas.
Edulcorante líquido a gusto.
1 cucharada de agua de rosas o de azahar.
6 cubos grandes de hielo molido.

PASOS A SEGUIR:

1) Mezcle las manzanas y las peras ralladas con el jugo de limón, el agua de rosas o azahar y el edulcorante.

2) Coloque la mezcla en un recipiente, tápelo y refrigere en la heladera, durante unos 30 minutos.

3) Procese la mezcla con el hielo y vierta la preparación en compoteras de vidrio.

4) Lleve al freezer aproximadamente 30 minutos (la mezcla debe estar casi congelada) y sirva de inmediato.

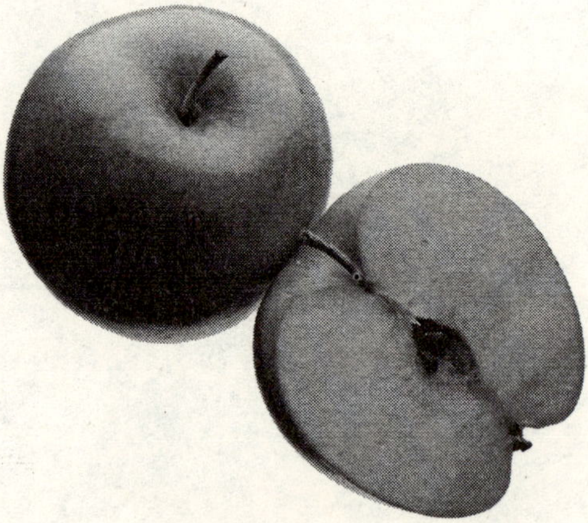

53. Postre de frutillas

Ingredientes:

1 taza de frutillas sin el cabito y cortadas al medio.
2 cucharadas de mermelada diet sin azúcar de frutilla.
2 cucharadas de queso blanco descremado.
Edulcorante líquido a gusto.
1 ramita de menta fresca.

Pasos a seguir:

1) Disponga las frutillas en una copa o compotera.

2) Mezcle la mermelada con un poco de agua tibia y distribúyala sobre las frutillas.

3) Aparte, mezcle el queso blanco con el edulcorante.

4) Luego, colóquelo sobre las frutillas.

5) Sirva bien frío y decorado con la ramita de menta.

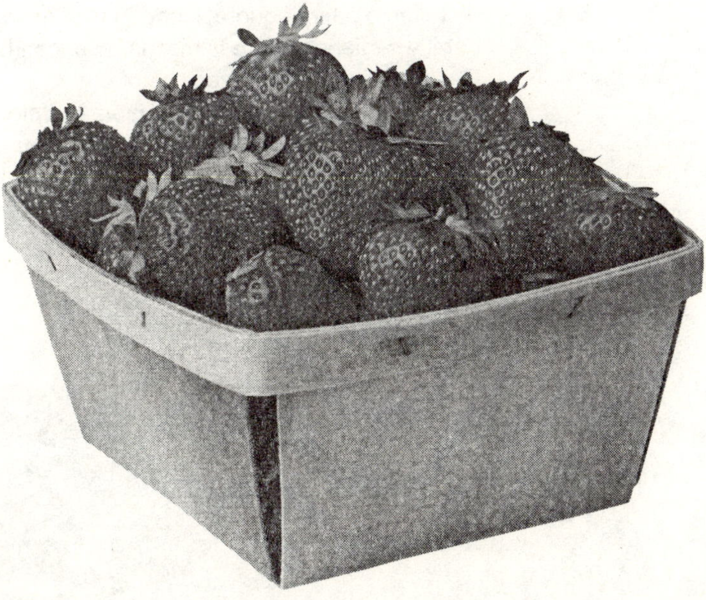

54. Panqueque diferente a la naranja

INGREDIENTES:

Para los panqueques:
2 huevos.
100 g de harina integral de trigo.
1 taza de leche descremada.
1 cucharada de aceite de girasol.
Edulcorante líquido a gusto.
1 cucharadita de esencia de vainilla.
Rocío vegetal, cantidad necesaria.

Para la cubierta:
Gajos sin semillas ni hollejos de 1 naranja.
1 pocillo de jugo de naranja.
1 puñado de semillas de lino

PASOS A SEGUIR:

1) Mezcle los huevos con la leche.
2) Agregue la harina con un cernidor o colador.
3) Mezcle bien y añada el aceite, la esencia de vainilla y el edulcorante.
4) Bata un par de minutos y deje reposar entre 2 y 4 horas.
5) Prepare los panqueques como de costumbre, en una sartén de teflón o panquequera, lubricando la misma con rocío vegetal y vertiendo sobre la misma un cucharón de la mezcla. Realícelos lo más gruesos posible.
6) Coloque uno de los panqueques aún tibio extendido sobre un plato y distribuya por encima los gajos de naranja.
7) Rocíe con el jugo, espolvoree con las semillas de lino y consuma de inmediato.

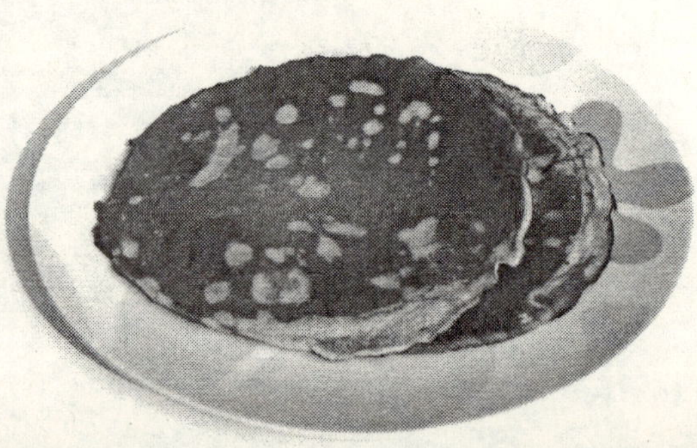

55. Copa cremosa de damascos

INGREDIENTES:

4 damascos descarozados y cortados al medio.
2 cucharadas de jugo de limón.
4 cucharadas de queso blanco descremado.
Edulcorante líquido a gusto.
1 cucharadita de ralladura de limón

PASOS A SEGUIR:

1) Disponga los damascos en una copa o compotera y rocíelos con el jugo de limón.

2) Aparte, mezcle el queso blanco con el edulcorante.

3) Luego, colóquelo sobre los damascos y espolvoree con la ralldura de limón.

4) Sirva bien frío.

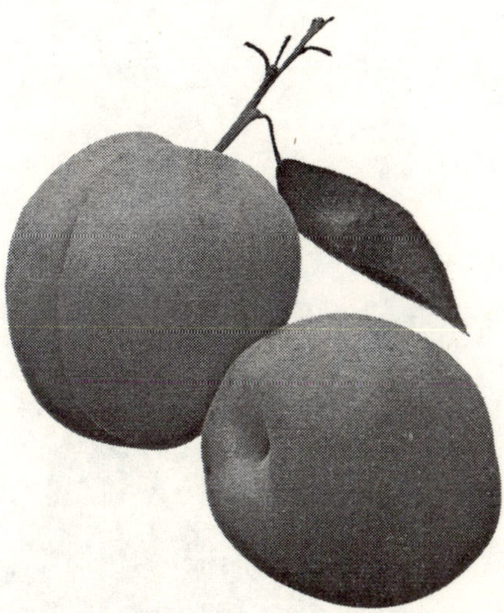

56. Horneado de peras

INGREDIENTES:

5 peras peladas y sin el centro cortadas en octavos.
2 yemas de huevo.
Edulcorante líquido a gusto.
1 cucharadita de esencia de vainilla.
Un puñado de almedras molidas.
1 pote pequeño de yogur light por porción.

PASOS A SEGUIR:

1) Coloque rocío vegetal en una fuente que pueda ir al horno y disponga sobre ella las peras.

2) Aparte, bata las yemas con el edulcorante y la esencia de vainilla, y derrame la mezcla sobre las peras.

3) Lleve a horno mediano y cocine durante 20 minutos.

4) Sirva tibio, acompañado de unas cucharadas de yogur por encima y espolvoreado con las almendras molidas.

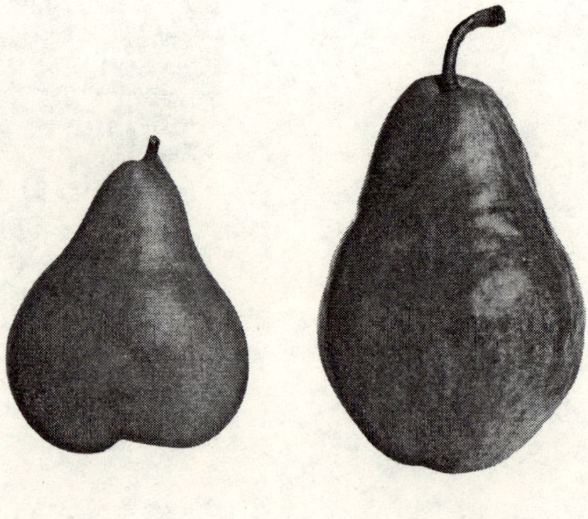

57. Batido de frutas rojas

INGREDIENTES:

1 pote de yogur light, de frutilla o natural.
1 pocillo de leche descremada.
4 frutillas sin el cabito.
1 puñado de cerezas descarozadas.
1 puñado de moras o frambuesas.
Edulcorante líquido a gusto.
½ taza de hielo molido.

PASOS A SEGUIR:

1) Licue todos los ingredientes hasta conseguir una preparación lo más homogénea posible.

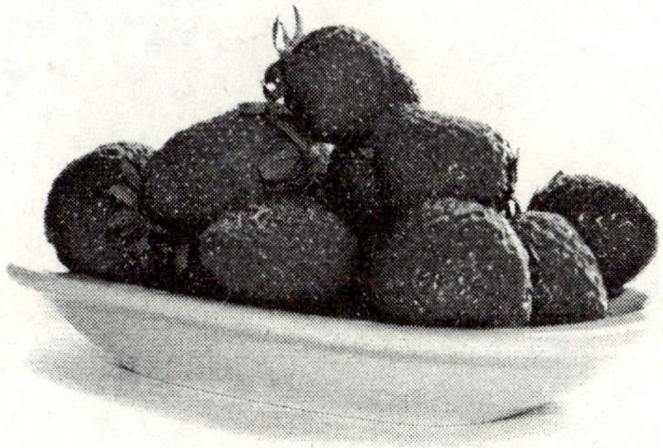

58. Licuado naranja

Ingredientes:

6 damascos descarozados y cortados al medio.
1 durazno descarozado y cortado en rodajas.
1 vaso de jugo de naranja.
1 zanahoria pequeña pelada.
Edulcorante líquido a gusto.

Pasos a seguir:

1) Licue todos los ingredientes hasta conseguir una preparación lo más homogénea posible.

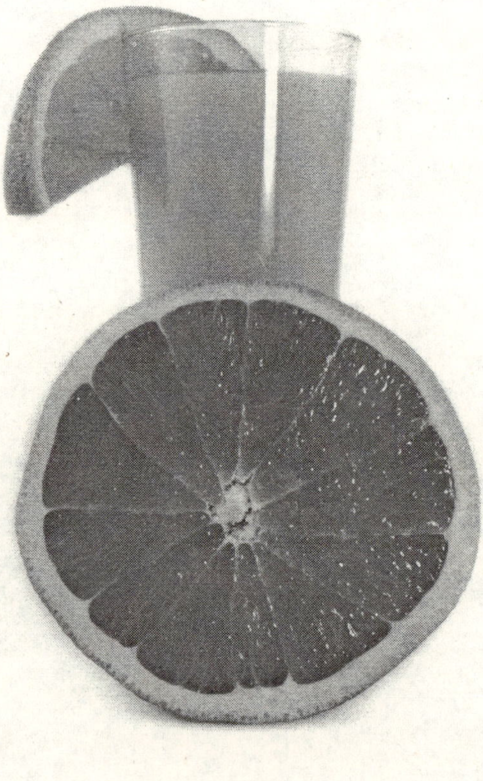

59. Sopa de sandía

Ingredientes:

2 rodajas de sandía, peladas y sin semillas.
1 cucharada de queso blanco descremado.
Edulcorante líquido a gusto.

Pasos a seguir:

1) Licue todos los ingredientes hasta obtener una preparación homogénea y beba lo más fría posible.

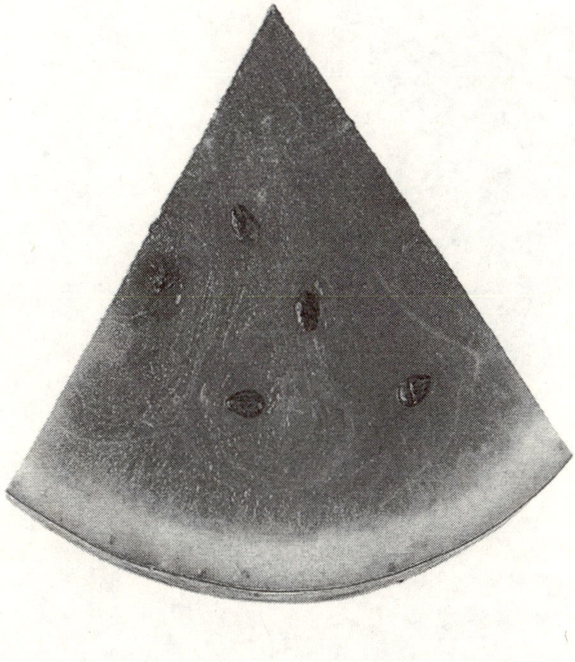

60. Sojifrutal

INGREDIENTES:

1 vaso de leche de soja.
½ manzana sin semillas, pelada y cortada en rodajas.
1 rodaja de ananá sin el centro fibroso y cortado en rodajas.
½ pera sin semillas, pelada y cortada en rodajas.
Edulcorante líquido a gusto

PASOS A SEGUIR:

1) Licue todos los ingredientes hasta obtener una preparación homogénea y beba lo más fría posible.

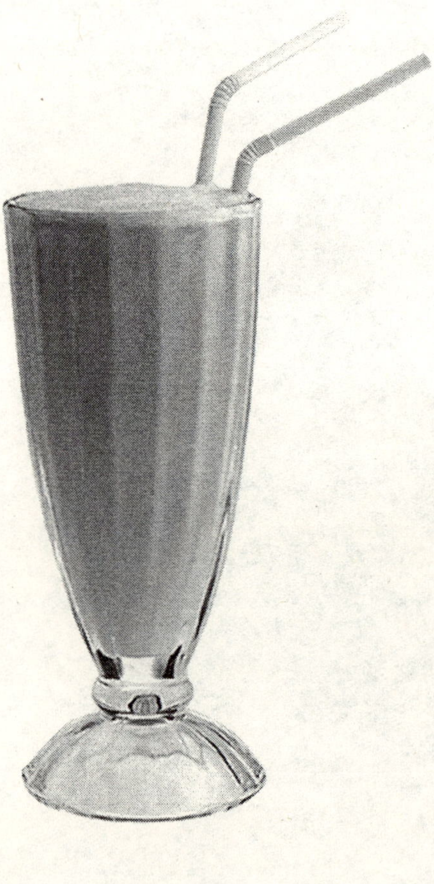

Glosario de ingredientes

Los alimentos y condimentos reciben nombres distintos en el mundo de habla hispana. Cada país tiene sus denominaciones propias y generalmente ignora las del resto de América y España. En este libro se han utilizado las denominaciones propias de Argentina pero, para que el lector latinoamericano no tenga dificultades en comprender los ingredientes de las recetas, incluimos el siguiente glosario.

Aceite de oliva: aceite de olivo.
Achuras: menudencias, despojos.
Ají molido: chile molido.
Alcaucil: alcachofa.
Almidón de maíz: fécula de maíz, maicena.
Ananá: piña.
Apio: célery.
Arándano: blueberry.
Arvejas: guisantes.
Atún al natural: atún al agua.
Batata: camote, boniato.
Bizcochuelo: biscuit.
Brócoli: bróculi, brecol.
Brotes: germinados.
Cacao: cocoa.
Calabaza: anco, zapallo.
Camarón: gamba.
Cebolla colorada: cebolla morada, cebolla roja.
Cebolla de verdeo: cebolleta, cebolla de almácigo, cebolla de cambray.
Ciboulette: cebollino.
Cilantro: curantro.
Ciruelas pasas: ciruelas deshidratadas, ciruelas secas.
Curry: mezcla de especias de origen hindú.
Champiñones: setas de París, hongos.
Chaucha: judía, ejote.
Choclo: mazorca de maíz, elote.
Chucrut: repollo o col fermentada.
Damasco: chabacano, albaricoque.
Durazno: melocotón.
Echalote: chalote.
Esencia de vainilla: vainilla natural.

Frutillas: fresas.
Galletita: cookie.
Gelatina: grenetina.
Hongos: setas.
Jamón crudo: jamón.
Jengibre: kión.
Kani kama: merluza prensada y presentada comercialmente en forma de pequeños tubos.
Leche de soja: bebida derivada de la soja.
Lomito: fiambre de cerdo, generalmente ahumado.
Mascarpone: queso crema de origen italiano.
Mermelada: dulce.
Morrón: pimiento.
Mozzarella: queso de pasta balnda y sabor pronunciado, ingrediente principal de la pizza.
Palta: aguacate.
Panqueques: crepes, crepas.
Papa: patata.
Pasa de uva: uva pasa.
Pesto: salsa italiana a base de albahaca, aceite de oliva, ajo y piñones.
Pochoclo: pop corn, palomitas de maíz.
Pomelo: toronja.
Poroto: frijol.
Puerro: ajo porro.
Queso blanco: queso crema.
Queso feta: queso de pasta semi blanda de origen griego.
Queso Port Salut: queso de pasta blanda de sabor suave y delicado.
Remolacha: betarraga, betabel.
Repollitos de Bruselas: coles de Bruselas.
Repollo: col.
Repollo colorado: lombarda.
Ricota: requesón.
Rocío vegetal: spray vegetal.
Rúcula: ruqueta.
Salsa inglesa: salsa industrial a base de soja y varios condimentos.
Salvado de trigo: producto que se obtiene como resultado al refinar el grano de trigo. Está formado mayormente por su cáscara.
Sésamo: ajonjolí.
Soja: soya.
Tofu: queso de soja.
Tomate: jitomate.
Tomate cherry: tomate cereza.
Zapallito: calabacín.
Zapallo: calabaza.
Zucchini: zapallito/calabacín italiano.